Dominik F. Rollé

smog

Störquellen erkennen – Gesundheitsrisiken vermeiden

AT Verlag

2. Auflage, 2006

© 2003
AT Verlag, Aarau und München
Umschlagabbildung: Adrian Pabst, Gebenstorf
Lektorat: Karin Breyer, Freiburg i. Br.
Lithos: AZ Grafische Betriebe AG, Aarau
Druck und Bindearbeiten: Kösel, Krugzell
Printed in Germany

ISBN 3-85502-884-2

www.at-verlag.ch

Inhalt

Es gibt im Leben nur einen erfolgreichen Weg, um Risiken und Gefahren wirkungsvoll zu vermindern: der bewusste Umgang mit denselben!

Dieses Buch soll möglichst vielen Menschen helfen, Elektrosmog in ihrem Umfeld zu reduzieren und unnötige gesundheitliche Risiken zu vermeiden.

Möge es insbesondere denjenigen Menschen Erleichterung bringen, die durch die Nebenwirkungen der modernen Technik in ihrer körperlichen, seelischen oder geistigen Gesundheit beeinträchtigt sind.

Elektrosmog – ein Thema mit wachsender Bedeutung

Elektrizität hat unser Leben in vielen Belangen revolutioniert. Sie hat möglich gemacht, wovon frühere Generationen nicht einmal zu träumen gewagt hätten. Bis vor knapp hundert Jahren sind unsere Briefe per Postkutsche zum Teil wochenlang unterwegs gewesen. Ein paar Generationen später braucht es nur noch wenige Mausklicks und schon ist die Botschaft beim Empfänger – egal, wie weit weg sich dieser befindet. Als Samuel Morse in der Mitte des 19. Jahrhunderts über elektrische Leitungen mittels Morsealphabet eine Botschaft übermitteln konnte, galt dies als große Sensation. Heute telefonieren wir vom Waldspaziergang aus mit der andern Seite der Erde oder surfen im Internet – mit nur einem kleinen Gerät in der Hand. Dank Elektrizität geht heute wirklich alles schneller, effizienter, bequemer, weiter, lauter, praktischer und und und ...

Elektrizität ist gewissermaßen zum Dienstpersonal unserer Kultur geworden. Sie hilft uns, unsere tägliche Arbeit leichter und rascher zu besorgen und beinahe unmögliche Dinge in kürzester Zeit zu vollbringen. Welchen Dienst sie uns täglich leistet, realisieren wir oft erst dann, wenn nach einem heftigen Unwetter die Anlagen und Leitungen ungewollt zusammenbrechen. Elektrizität ist ohne jeden Zweifel ein nicht mehr wegzudenkender Bestandteil unseres Lebens geworden.

Elektrizität hat allerdings auch ihre Risiken und Nebenwirkungen, die knapp in der Wortschöpfung »Elektrosmog« zusammengefasst sind. Mit dem Buch, das Sie in Händen halten, haben Sie gewissermaßen den Bei-

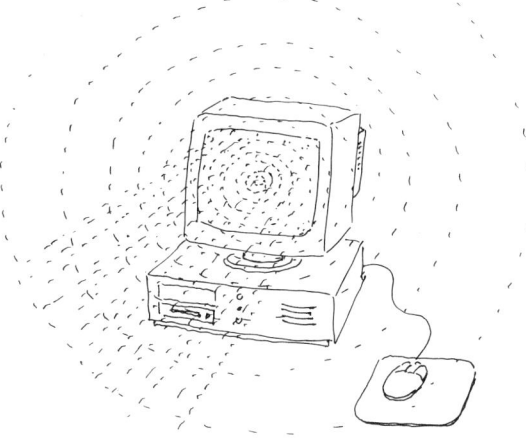

Elektrosmog ist nicht wahrnehmbar, denn wir haben kein Sinnesorgan, welches Elektrosmog direkt registrieren könnte. Elektrosmog lässt sich also weder hören, riechen, sehen, spüren noch schmecken. Trotzdem löst er im Körper – je nach Dosis – über kurz oder lang Reaktionen aus, die zu Unwohlsein oder Krankheit führen können.

packzettel des Wundermittels »Elektrizität« vor sich. Sie finden darin wertvolle Tipps, wie Sie im eigenen Haus die Risiken erkennen und die daraus erwachsenden Nebenwirkungen reduzieren können. Mit Absicht wurde auf zuviel Fachwissen verzichtet und alles Wichtige in vielen Zeichnungen und Bildern verständlich erklärt.

Im Begriff »Elektrosmog« ist das englische Wort »Smog« für »Nebel« oder »Dunst« enthalten. Diese treffende Wortschöpfung deutet an, dass von allen mit Elektrizität betriebenen Anlagen und Geräten eine Art unsichtbarer Nebel ausgeht, der zwar nicht direkt mit unseren Sinnen wahrgenommen wird, der aber dennoch in seinem »Dunstkreis« Spuren hinterlässt. Es versteht sich von selbst, dass sich die »Dunstkreise« verschiedener Geräte in der Intensität und Wirksamkeit um Dimensionen unterscheiden. So kann man zum Beispiel den Elektrosmog einer Taschenlampe getrost vernachlässigen. Leider lässt sich vom hauseigenen Funktelefon dasselbe bei weitem nicht sagen.

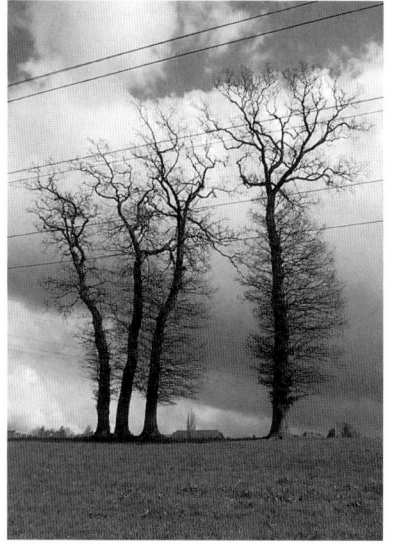

An diesen Laubbäumen wird deutlich, wie sich Elektrosmog auf natürliche Systeme auswirken kann: Im Einflussbereich einer Starkstromleitung reagieren die Bäume mit Stresstrieben, die hier direkt aus dem Stamm hinaus wachsen. Was zunächst wie eine ungewohnte Verstärkung des Wachstums aussieht, wird für die Bäume nach einigen Jahren zum Verhängnis: Sie können Baumkrebs entwickeln und absterben.
Beim Menschen sind die Auswirkungen des Elektrosmogs meist nicht so deutlich sichtbar. Sie stellen jedoch ein verborgenes Risiko dar, insbesondere durch Langzeitwirkung.

Dieses Buch führt Sie leicht verständlich in das Thema Elektrosmog ein:

Tipps
- **Es zeigt Ihnen, wie Sie sich allgemein besser gegen Elektrosmog schützen können.**
- **Es erklärt Ihnen mit vielen Bildern, wie Sie in der eigenen Wohnung Elektrosmog vermeiden können.**
- **Es enthält eine Checkliste, mit der Sie in Ihrem Umfeld Elektrosmog wirkungsvoll reduzieren können.**

Risiken
- Es informiert Sie über die möglichen Risiken und Auswirkungen des Elektrosmogs.
- Es zeigt Ihnen einfach und verständlich, wo ernst zu nehmender Elektrosmog entsteht.
- Es deckt Zusammenhänge auf, die noch viel zu wenig bekannt sind.

Zitate
- Es zitiert wissenschaftliche Erkenntnisse, die meist verschwiegen werden.
- Es zeigt verschiedene kontroverse Seiten des Themas auf.
- Es macht deutlich, wie viel zu diesem Thema eigentlich schon bekannt ist.

Hintergründe
- *Es liefert Ihnen Hintergründe und Fakten zum Thema Elektrosmog.*
- *Es erklärt Ihnen anschaulich und mit vielen Bildern, was Sie über Elektrizität wissen sollten.*
- *Es nennt Ihnen die gesetzlich festgelegten Grenzwerte und stellt sie den baubiologisch empfohlenen Richtwerten gegenüber.*
- *Es erklärt Ihnen, wie Sie mit einfachen Testgeräten Elektrosmog selbst erfassen können.*

Elektrosensibilität – eine Zivilisationskrankheit?

»All Ding sind Gift und nichts ist Gift.
Allein die Dosis macht aus, was ein Gift ist!«

Paracelsus

Bedenkt man, dass das Leben in jeder einzelnen Zelle von elektrischen Abläufen gesteuert wird, ist Elektrosensibilität im wahrsten Sinne des Wortes Grundlage des Leben. Ohne diese Sensibilität könnte nämlich kein einziger Gedanke gedacht werden und keine einzelne Zelle überleben. Wenn wir den Begriff Elektrosensibilität heute benutzen, meinen wir jedoch in erster Linie eine Überreaktion auf den von Geräten und Anlagen ausgehenden Elektrosmog. Die einen Menschen spüren den Einfluss des Elektrosmogs zwar viel früher und leiden darunter auch stärker, betroffen können faktisch aber alle sein. Entscheidend ist letztlich nur die Dosis, ab wann es beim Einzelnen zu einer Schädigung führt.

Vor ein paar Jahren noch war der Begriff Elektrosensibilität ein kaum gehörtes Wort. Man kannte zwar schon das Phänomen, dass Menschen unter Starkstromleitungen oder in der Nähe von Rundfunksendern vielfach schneller und ernsthafter erkrankten als anderswo. Durch einen Umzug konnte man sich aber dem störenden Einfluss bei Bedarf entziehen. Zu den Starkstromleitungen sind heute unzählige Antennen dazugekommen. Diese stehen bereits schon so dicht, dass ein für Elektrosensible notwendig gewordener Umzug nur noch mit Messgeräten möglich ist. Auch dann besteht jedoch keine Garantie für langfristige Bes-

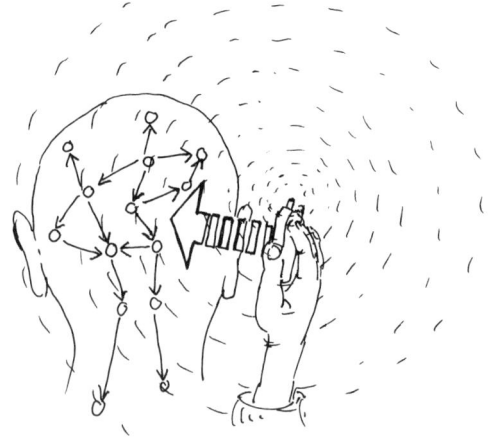

Elektrosmog ist technisch erzeugte Strahlung, welche die natürlichen elektrischen Abläufe des Organismus verändert. Medizinisch lässt sich dies zum Beispiel an einer veränderten Hirnaktivität (EEG), an abnehmender Viskosität des Blutes (Dunkelfeldmikroskopie), an Veränderung des Hormonhaushalts oder an vermehrten Zellwachstumsstörungen nachweisen. Dies auch bei denjenigen Menschen, die sich als nicht elektrosensibel bezeichnen.

Heute macht die flächendeckende Mikrowellenbestrahlung des Mobilfunks den größten Anteil des Elektrosmogs aus.

serung. Wer kann schon mit Gewissheit sagen, wo innerhalb eines Jahres die nächsten Antennen erstellt werden?

Der Begriff Elektrosensibilität ist durch die Mobilfunktechnik – wenn auch ungewollt – so richtig aufgeblüht. Unter diesem Begriff ließ sich die Bevölkerung kurzerhand in zwei Lager teilen: diejenigen, denen bereits nach einem einminütigen Handygespräch der Schädel brummt und die andern, die davon bis auf weiteres unberührt bleiben. Zu Beginn war das erste Lager verschwindend klein und galt als Opponent einer notwendigen technischen Revolution; es ist allerdings in den letzten Jahren stetig größer geworden. In Studien der Krankenkassen findet man heute Schätzungen, dass bereits jeder Dritte an Elektrosmog leidet.

> **»Leider sind die Symptome von elektrosmogsensiblen und -belasteten Menschen so unspezifisch, dass sie keinen klaren Rückschluss auf die Verursachung zulassen. Wer mit Elektrosmog bedingten Beschwerden zum Hausarzt geht, wird nur in einem geringen Prozentsatz die Verdachtsdiagnose einer E-Smog-Belastung erhalten.«**
>
> Dr. med. Manfred Doepp, Nuklearmediziner

Viele Elektrosensible trifft man heute in den Wartezimmern von Arztpraxen an. Sie bringen Symptome mit, die nicht mehr so einfach den bereits bekannten Krankheitsbildern zuzuordnen sind. Aus diesem Grund werden sie anfangs nicht selten zu Hypochondern abgestempelt oder einer unpassenden Therapie unterzogen, die das Problem allenfalls nur verlagert. Elektrosensibilität ist keine Krankheit im üblichen Sinn, es ist eine erhöhte Sensibilität auf die elektromagnetischen Felder der Umgebung, die zu Fehlsteuerungen im Organismus führt. Da sich Elektrizität naturgemäß einen eigenen Weg sucht, kann sie auch im Körper an jeder Stelle zu Funktionsstörungen führen. Die natürlichen elektrischen Abläufe des Stoffwechsels werden dann im Körper irgendwo durch die von außen eindringenden Impulse gestört.

Medizinisch gesehen ist es zur Zeit nicht eindeutig erklärbar, weshalb gewisse Menschen viel früher auf Elektrosmog reagieren als andere. Tatsache ist, dass die Zahl der Elektrosensiblen kontinuierlich zunimmt. Außerdem lässt sich nicht mehr ausschließen, dass bei Menschen ohne Elektrosensibilität nicht auch Langzeiteffekte auftreten können. Viele Untersuchungen decken bereits heute auf, dass die Wahrscheinlichkeit einer langfristigen Störung massiv zunimmt.

Elektrosensibilität ist die Antwort des Organismus auf die Auswirkungen des Elektrosmogs. Es könnte das Notprogramm sein, um durch eine erhöhte Sensibilität der Belastung ausweichen zu lernen und damit die Gesundheit zu erhalten. Elektrosensibilität sollte deshalb vom Betroffenen selbst und von seinem Umfeld ernst genommen werden.

Notprogramm des Körpers

Der Organismus ist in der Lage, die meisten äußeren Einflüsse so zu integrieren, dass das eigene Gleichgewicht erhalten bleibt. Wenn der Einfluss jedoch zu stark ist, werden Notprogramme wie Fieber, Schmerz, Brechreiz, Durchfall, Blutungen, Fluchtverhalten, Aggression, Rückzug o. Ä. eingesetzt. Wird das Notprogramm unterdrückt oder bleibt es wirkungslos, können langfristige Schäden auftreten.

Elektrosensibilität ist ein Notprogramm des Körpers, das weder unterdrückt noch unbeantwortet bleiben sollte. Wer elektrosensibel ist, sollte in erster Linie die Quellen des Auslösers eindämmen, damit der Körper entlastet wird und sich dadurch wieder ein gesundes Gleichgewicht herstellen kann.

Was den Einfluss von Elektrosmog und damit Elektrosensibilität vermindert:
- **eine ausgewogene und gesunde Ernährung,**
- **gute Erholungsphasen auf einem störungsfreien Bettplatz,**
- **regelmäßige Spaziergänge in der Natur,**
- **eine gute Erdung, zum Beispiel durch Barfußgehen oder Gartenarbeit,**
- **Kleidung aus natürlichen Materialien,**
- **eine gute und bewusste Atmung,**
- **Körper- oder Energieübungen, Sport,**
- **Meditation oder stiller Rückzug (ohne elektronische Geräte!),**
- **jede Therapie, die die linke und rechte Gehirnhälfte besser miteinander verbindet (zum Beispiel Psychokinesiologie, Edukinestik, NLP).**

Was die Elektrosensibilität erhöht:

- unausgewogene Ernährung,
- ein durch Elektrosmog belasteter Schlafplatz,
- Erdstörungen unter dem Bettplatz,
- wenig Bewegung,
- ein hektisches Umfeld und Stress,
- Kleidung und Schuhe aus künstlichen Materialien,
- schlechte und trockene Raumluft,
- Homöopathie in extrem hohen Potenzen,
- ständiges Tragen stark energetisierender Produkte (zum Beispiel Tachyonenprodukte),
- übertriebene Angst vor Technik und Strahlung.

Auswirkungen auf Mensch und Umwelt

»Das physikalische Weltbild hat nicht unrecht mit dem, was
es behauptet, sondern mit dem, was es verschweigt.«

Carl Friedrich von Weizsäcker, Physiker und Philosoph,

ehem. Leiter des Max-Planck-Institutes

Dieses Zitat spricht von einer Schwäche, welcher jeder Mensch und
damit auch jeder Wissenschaftler schnell verfallen kann: Ist man von
einer Idee erst einmal überzeugt, blendet man alles unbewusst aus, was
sie in Frage stellen könnte. Es liegt in der Natur der festen Überzeugung,
dass sie sich Argumenten gegenüber verschließt, die ein Umdenken erfordern.

Vor diesem Hintergrund wird heute auf wissenschaftlicher Ebene
über Schädlichkeit und Bedenkenlosigkeit gestritten. Die Meinungen und
damit auch die Forschungsergebnisse klaffen diametral auseinander:
Untersuchungen, die von der Elektroindustrie finanziert werden, kommen naturgemäß zu völlig anderen Schlüssen als diejenigen der unab-
hängigen Wissenschaftler. Nicht in erster Linie, weil die Forschungsergebnisse manipuliert würden, sondern weil nur innerhalb eines zu eng
gesteckten Rahmens geforscht wird. Die Ergebnisse belegen dann einmal mehr, was den Erwartungen und Überzeugungen des jeweiligen For-
schers entspricht.

Alles Leben wird durch elektrische und magnetische Signale gesteuert,
von denen wir zum Glück nur die wenigsten bewusst wahrzunehmen brau-
chen. Die allermeisten Signale werden unterbewusst und in den Zellen
selbst verarbeitet. Würden wir ein Sinnesorgan für elektrische und mag-
netische Impulse besitzen, wären wir ununterbrochen mit unzähligen Sin-
neseindrücken überflutet. Wir müssten dann nämlich von Sonneneruptio-
nen bis zu Hormonausbrüchen unserer Mitmenschen alles registrieren
– den technisch verursachten Elektrosmog mit eingeschlossen.

Da wir aber kein Sinnesorgan für das Registrieren von Elektrosmog be-
sitzen, können wir auch nicht merken, wann wir einer Störquelle zu nahe
kommen. Die Auswirkungen werden trotzdem über das vegetative System
unterbewusst verarbeitet und bleiben dort zum Teil als Informationsstö-
rung hängen.

Weil wir Elektrosmog nicht direkt wahrnehmen können, ist es kaum möglich, über lange Zeit entstandene Schäden mit der wirklichen Ursache in Verbindung zu bringen. Rennt jemand gegen eine Glastüre und verletzt sich am Kopf, ist ihm die Ursache der Verletzung sofort klar – dies obwohl er die Schadensquelle vorher nicht gesehen hat. Wenn aber der Einfluss auf den Körper über lange Jahre verteilt liegt, fehlt in den meisten Fällen ein direkter Bezug zur Schadensquelle.

Obwohl wissenschaftlich nicht mit letzter Sicherheit beweisbar, kann Elektrosmog bei Mensch und Natur über kurz oder lang schädliche Auswirkungen zeigen. Wenn jemand nach einigen Jahren telefonieren mit dem Handy an Krebs erkrankt, ist nie ganz sicher, ob das Telefonieren die Ursache für die Erkrankung war. Man kann es zwar vermuten, einen zweifelsfreien Zusammenhang zwischen Handy und Krebs herzustellen, ist aber kaum möglich. Mit Bestimmtheit lässt sich nämlich nicht ausschließen, dass gleichzeitig falsche Ernährung, erbliche Veranlagung oder eine andere technische Belastung mit zur Erkrankung geführt haben.

Auch wenn der streng wissenschaftlich erhärtete Beweis noch ausbleibt – immer mehr Ärzte und Wissenschaftler warnen vor Elektrosmog. Unzählige Untersuchungen geben ihnen Anlass zu ernsthafter Besorgnis, und viele rufen die Bevölkerung zu einer bewussten Vorsorge auf.

>**»Jeder Vierte hat ein geschädigtes Immun-, Nerven-
>oder Hormonsystem. Jeder Dritte ist Allergiker. Wir haben
>den Punkt erreicht, der keine zusätzlichen Belastungen
>mehr verträgt.«**
>
>DGUHT – Deutsche Gesellschaft
>für Umwelt und Humantoxikologie (1994)

>**»30 % aller Versicherten sind durch Umwelteinflüsse
>krank geworden.«**
>
>Die deutschen Krankenkassen (1996)

Dieses Kapitel soll den Blickwinkel einmal ganz bewusst öffnen und einige Zusammenhänge skizzieren, welche den üblichen Horizont der etablierten Wissenschaft erweitern. Sie finden hier verschiedene Auswirkungen auf Mensch und Natur, die durch Elektrosmog entweder begünstigt oder direkt ausgelöst werden. Wenn man sich deren Ausmaß vor Augen führt, muss man sich ernsthaft fragen, ob der Preis, den Mensch und Natur für die moderne Kommunikationsgesellschaft bezahlen, nicht doch etwas zu hoch ist.

Eine erstaunliche Liste von Symptomen

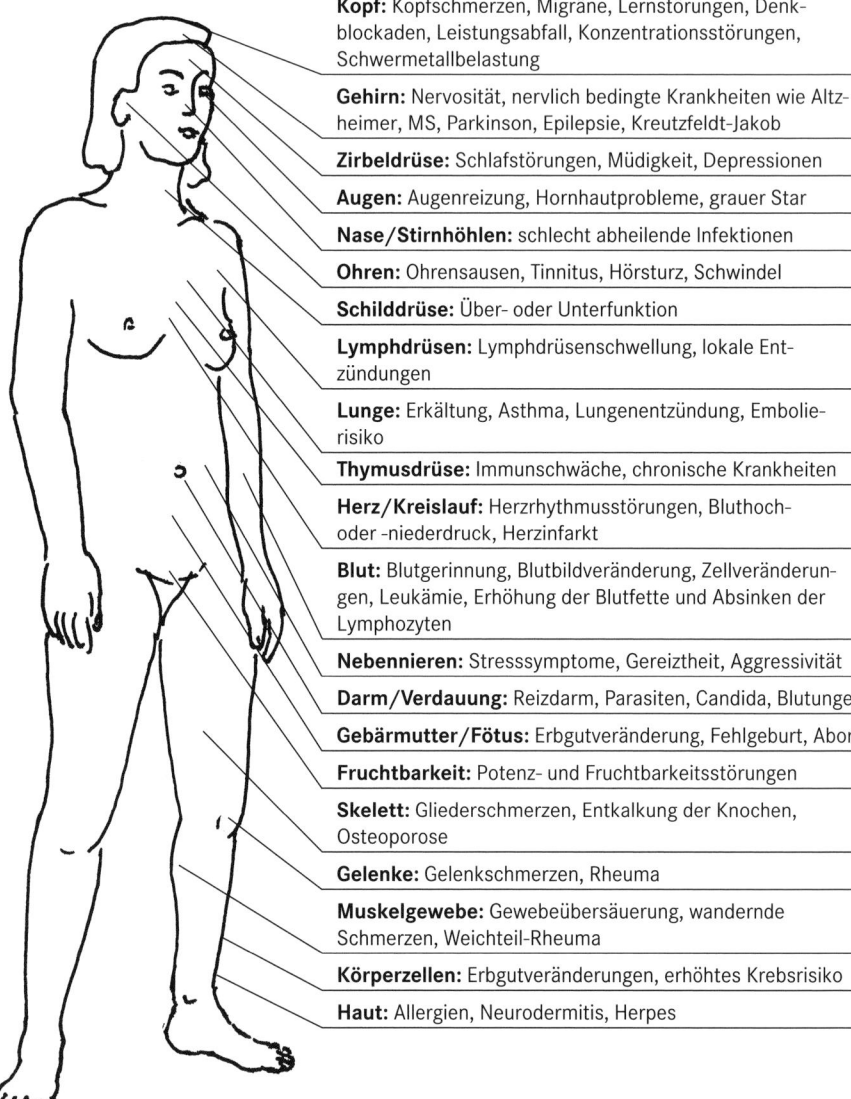

Kopf: Kopfschmerzen, Migräne, Lernstörungen, Denkblockaden, Leistungsabfall, Konzentrationsstörungen, Schwermetallbelastung

Gehirn: Nervosität, nervlich bedingte Krankheiten wie Altzheimer, MS, Parkinson, Epilepsie, Kreutzfeldt-Jakob

Zirbeldrüse: Schlafstörungen, Müdigkeit, Depressionen

Augen: Augenreizung, Hornhautprobleme, grauer Star

Nase/Stirnhöhlen: schlecht abheilende Infektionen

Ohren: Ohrensausen, Tinnitus, Hörsturz, Schwindel

Schilddrüse: Über- oder Unterfunktion

Lymphdrüsen: Lymphdrüsenschwellung, lokale Entzündungen

Lunge: Erkältung, Asthma, Lungenentzündung, Embolierisiko

Thymusdrüse: Immunschwäche, chronische Krankheiten

Herz/Kreislauf: Herzrhythmusstörungen, Bluthoch- oder -niederdruck, Herzinfarkt

Blut: Blutgerinnung, Blutbildveränderung, Zellveränderungen, Leukämie, Erhöhung der Blutfette und Absinken der Lymphozyten

Nebennieren: Stresssymptome, Gereiztheit, Aggressivität

Darm/Verdauung: Reizdarm, Parasiten, Candida, Blutungen

Gebärmutter/Fötus: Erbgutveränderung, Fehlgeburt, Abort

Fruchtbarkeit: Potenz- und Fruchtbarkeitsstörungen

Skelett: Gliederschmerzen, Entkalkung der Knochen, Osteoporose

Gelenke: Gelenkschmerzen, Rheuma

Muskelgewebe: Gewebeübersäuerung, wandernde Schmerzen, Weichteil-Rheuma

Körperzellen: Erbgutveränderungen, erhöhtes Krebsrisiko

Haut: Allergien, Neurodermitis, Herpes

Störungen und Krankheiten, die laut wissenschaftlicher Untersuchungen mit Elektrosmog in Zusammenhang stehen können. Da der ganze Organismus mit unendlich vielen elektrischen Abläufen gesteuert wird, kann Elektrosmog überall im Körper Auswirkungen zeigen. Letztlich trifft Elektrosmog jeden Menschen an seiner persönlichen Schwachstelle. Da es sich dabei meist um Langzeiteinflüsse handelt, können sich die Auswirkungen jedoch auch erst nach Jahren oder Jahrzehnten zeigen.

»Jeder Mensch ist anders, jedes biologische System reagiert anders. Es kommt auch auf seine Verfassung, sein Immunsystem und viele andere Faktoren an. Über 70 % der Probanden reagierten auf Handysignale mit einer Veränderung des EEG, das ist ein hoher Prozentsatz.«

Dr. Lebrecht von Klitzing, Medizin-Physiker, Universität Lübeck

Jeder lebende Organismus ist elektrisch leitfähig und nutzt zum Informationsaustausch diese Leitfähigkeit. Nicht nur in den Nervenbahnen, sondern in jeder einzelnen Zelle lassen sich feinste elektrische Ströme messen, welche biochemische Vorgänge auslösen und steuern. In menschlichen Zellen braucht es für diese Steuervorgänge eine Leistungsdichte von weniger als 1 $\mu W/cm^2$.

Zum Vergleich: Die gesetzlich vorgeschriebenen Grenzwerte liegen demgegenüber je nach Frequenz zwischen 200 und 5000 $\mu W/cm^2$!

Beim Benutzen eines Funktelefons strahlt eine Leistungsdichte von über 2000 $\mu W/cm^2$ auf den Kopf ab.

Es ist schon lange medizinisch erwiesen, dass der menschliche Körper auf eine Leistungsdichte reagiert, die tausend Mal tiefer liegt als der zugelassene Grenzwert. Zum Beispiel lässt sich mittels EEG (Elektroencephalogramm = Messung der Hirnströme) beweisen, dass unser Gehirn bereits auf ein nur in der Nähe funkendes Handy reagiert. Da das zentrale Nervensystem mit allen Körperteilen in direkter Verbindung steht, ist es nahe liegend, dass sich die Auswirkungen im ganzen Körper zeigen können.

In den letzten Jahren häufen sich die wissenschaftlichen Untersuchungen, die Elektrosmog als schädlichsten Umweltfaktor hinstellen. In vielen Ländern fordern deshalb die Regierungen Warnhinweise auf Handyverpackungen oder ermahnen die Bevölkerung zur Vorsicht.

Die Verantwortung für eine Reduktion des Elektrosmogs liegt jedoch bei jedem Einzelnen selbst:
- **auf die Zeichen des Körpers achten und darauf reagieren,**
- **die Gefahrenquellen erkennen lernen,**
- **im eigenen Umfeld die Belastung bestmöglich reduzieren.**

Veränderungen im Blut

Ein wichtiger Bestandteil des Blutes sind die roten Blutkörperchen (Hämoglobin), die unter anderem für den Transport des Sauerstoffs von der Lunge zu den Zellen verantwortlich sind. Die Farbe der roten Blutkörperchen stammt von den eingelagerten Eisenatomen (lat. Ferrum, Abk. Fe), die durch das Magnetfeld der Erde magnetisch aufgeladen werden. Diese magnetische Ladung ermöglicht den roten Blutkörperchen, bis in die feinsten Blutgefäße zu gelangen und überall die gesundheitserhaltenden Aufgaben zu erfüllen.

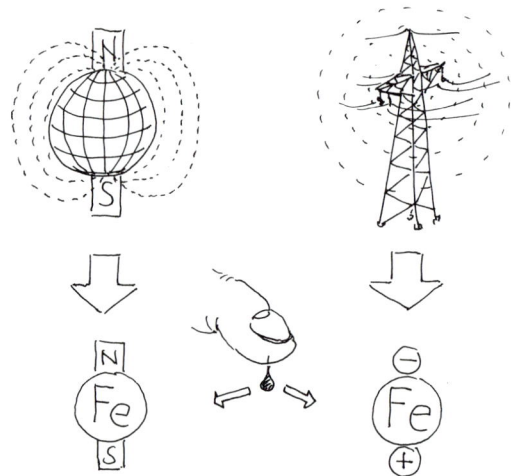

Elektrosmog verändert das Blut. Links: Gesundes Blut hat eine magnetische Ladung, die sich durch das Magnetfeld der Erde aufbaut.
Rechts: Durch Elektrosmog fällt diese magnetische Ladung zusammen und wird durch eine elektrische ersetzt: Das Blut wird dadurch sauer und neigt zu Verklumpung. Thrombose, Embolie und Infarkt können die Spätfolge sein.

Der Elektrosmog des Wechselstroms verändert die Qualität des Blutes: Die roten Blutkörperchen werden im technisch erzeugten magnetischen Wechselfeld entmagnetisiert. Damit fällt gleichzeitig die körpereigene Elektrizität und die hohe Oberflächenspannung des Blutes zusammen. Die Folgen:

- schlechtere Ernährung der Zellen,
- Verklumpung der roten Blutkörperchen/Thrombosegefahr,
- Übersäuerung des Körpers und damit Grundlage für viele Krankheiten.

Am Tag kann der Körper mit den Auswirkungen des Elektrosmogs noch relativ gut umgehen. Nachts ist er demgegenüber mehrfach empfindlicher. Aus diesem Grund sollte der Bettplatz möglichst frei von jeder elektrischen Störquelle sein. Nur so kann das Blut durch das Magnetfeld der Erde wieder magnetisiert werden.

Beachten Sie auch, dass eine Übersäuerung des Körpers nicht nur durch ungünstige Ernährung, sondern auch durch Elektrosmog verursacht werden kann.

Langzeitfolgen im Gehirn

Zahlreiche Untersuchungen über die Auswirkungen des Mobilfunks auf das Gehirn haben folgende Tatsache erhärtet: Bereits nach weniger als einer Minute Telefonieren mit einem Handy oder einem Funktelefon öffnet sich die Blut-Hirn-Schranke. Diese natürliche Barriere sorgt normalerweise dafür, dass die im Blut abtransportierten Giftstoffe nicht ins Innere der Hirnzellen gelangen können. Es ist gewissermaßen ein zellulärer Selbstschutz, der nur diejenigen Stoffe hineinlässt, die für die optimale Funktion der Zelle notwendig sind.

Wenn durch den Elektrosmog unserer mobilen Telefone die Blut-Hirn-Schranke geöffnet wird, können Stoffe in die Zellen eindringen, die nicht dorthin gehören. Schwermetalle aus chemisch belasteter Nahrung oder aus dem Amalgam der Zahnfüllungen gelangen dadurch in die Hirnzellen. Über Jahre hinweg kann dies zu einer der folgenden Krankheiten führen, über die man noch nicht viel mehr weiß, als dass sie durch Schwermetallablagerungen in den Gehirnzellen entstehen:

- Alzheimer (seit kurzem nicht mehr nur eine Alterskrankheit)
- Parkinson (wie Alzheimer stark am Zunehmen)
- Epilepsie
- Multiple Sklerose

Da durch die Öffnung der Blut-Hirn-Schranke auch Prionen in die Hirnzellen gelangen können, muss ebenso Kreutzfeldt-Jakob zu den möglichen Folgeerscheinungen der Hochfrequenz gerechnet werden. Die Rinderseuche BSE wurde von verschiedenen Forschern in Zusammenhang mit den Auswirkungen der Mobilfunkantennen gebracht. Was von der Tagespresse nicht erwähnt wurde: In vielen Großbetrieben hat man den Kühen einen Chip ins Ohr geheftet, der drahtlos und per Computer gesteuert das Trink- und Essverhalten genau registriert. Welche Mehrbelastung diese Online-Kühe zu ertragen haben, wurde jedoch noch nicht untersucht.

Durch Elektrosmog verursachte Veränderungen sind nicht nur im Gehirn von Tieren festgestellt worden. Der Mensch ist gleichermaßen davon betroffen.

> »Auch Veränderungen der Gefühlswelt, des Verhaltens und Denkens von Mensch und Tier lassen sich mit nicht ionisierender Strahlung (Funkwellen) erzielen. Für diese Option gibt es die Bezeichnung ›Hirnwellenmanipulation‹. Es ist davon auszugehen, dass militärische Forschungen in diese Richtung stattfinden. Die technischen Möglichkeiten zur Verwirklichung dieses Sachverhaltes existieren.«
>
> Dr. med. Karl-Heinz Braun-von-Gladiss

Die Belastung des Elektrosmogs, der vom Mobilfunk ausgeht, ist nicht mehr von der Hand zu weisen. Es gibt Forscher, die bereits neue, noch nicht bekannte Gehirnerkrankungen befürchten. In Spitälern häufen sich unbekannte Symptome, deren Diagnose zur Zeit nicht möglich ist.

Trotz Einhaltung der gesetzlichen Grenzwerte kann niemand mehr das Risiko einer langfristigen Schädigung ausschließen, immerhin aber sinnvoll einschränken. Je weniger man sich direkter Einstrahlung von Antennen und drahtlosen Geräten aussetzt, desto kleiner wird das Risiko einer langfristigen Hirnschädigung.

Störungen im Hormonhaushalt

Mit der Steuerung des Hormonhaushalts übernehmen die Drüsen nicht nur lebenswichtige Funktionen, sondern beeinflussen auch unsere Gemütslage. Man weiß seit einigen Jahrzehnten, dass die Drüsen sehr sensibel auf natürliche und technische Frequenzen reagieren, die von außen auf den Körper einwirken. Das Zusammenwirken der Drüsen ist sehr vielfältig und noch immer nicht bis ins letzte Detail erforscht. Im Zusammenhang mit Elektrosmog sind aber bereits wichtige Zusammenhänge bekannt:

Thymusdrüse (unter dem Brustbein):
Sie ist unter anderem für den Energiehaushalt des Körpers und für das Immunsystem zuständig. Sie steuert die Herstellung und Ausbildung der weißen Blutkörperchen (Lymphozyten), die Krankheitserreger erkennen

und vernichten können. Unter der Einwirkung von Elektrosmog (auch Haushaltsstrom!) wird ihre Funktionsfähigkeit gestört und damit die körpereigene Resistenz vermindert. Wir sind deshalb durch den Einfluss von Elektrosmog krankheitsanfälliger. Das kann von regelmäßiger Erkältung bis zu Krebs reichen. Zahlreiche Untersuchungen haben bestätigt: In der Nähe von Hochspannungsleitungen erkranken Kinder vielfach schneller an Leukämie (Blutkrebs) als anderswo.

Zirbeldrüse (im Zentrum des Gehirns):
Mit dem Neurohormon Melatonin steuert sie unter anderem den Schlaf- und Wachrhythmus. Die Zirbeldrüse reagiert sehr empfindlich auf Elektrosmog und gerät schnell aus dem Gleichgewicht. Unter dem Einfluss von Elektrosmog wird die Melatoninproduktion gestört. In der Folge kann es zu Schlafstörungen und zu chronischer Müdigkeit kommen. Die Zirbeldrüse ist ferner für die Speicherung von Serotonin zuständig. Serotonin gilt als Glückshormon, das maßgebend unsere Stimmungslage beeinflusst. Ein Mangel an Serotonin führt zu Schwermut, Lebensverdruss und zu depressiven Stimmungen. Wer an Depressionen leidet, sollte deshalb möglichst jede Form von Elektrosmog vermeiden.

Nebennierenrinde (auf beiden Nieren):
Mit dem Hormon Cortison hat sie unter anderem die Aufgabe, Infektionen im Körper entgegenzuwirken. Bei Unterfunktion kommt es vermehrt zu Entzündungen und zu einer höheren Allergiebereitschaft. Dass in unserer modernen Kultur verschiedenste Allergien am Zunehmen sind, hängt direkt mit Elektrosmog zusammen. Ein weiteres Hormon der Nebennierenrinde ist Adrenalin, das den Stoffwechsel in Stresssituationen regelt und den Blutdruck erhöht. Durch Elektrosmog wird Adrenalin vermehrt ausgeschieden. Es hat die Funktion, unsere Leistungsfähigkeit kurzfristig zu erhöhen. Elektrosmog kann den Körper nun in eine andauernde Extremsituation bringen, die den Organismus ständig anheizt und die Aggressionsbereitschaft erhöht. Stress, Überreizung, Streitlust oder Zusammenbruch können die Folge sein.

Gleicher Auslöser – verschiedene Auswirkung.
Elektrosmog kann durch den Einfluss auf das Drüsensystem beim einen zu Depressionen und beim andern zu Aggressivität führen.

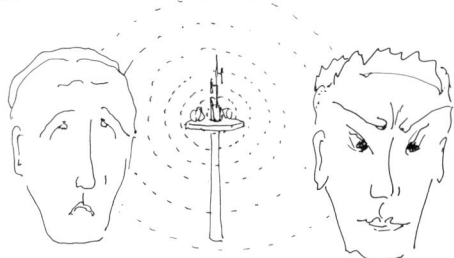

Das Fatale am Elektrosmog ist die Auswirkung auf unterschiedlichsten Ebenen: Innerhalb des Organismus kann derselbe Auslöser zu einer depressiven Stimmung sowie zu einer erhöhten Aggressivität führen.

Elektrosmog kann im Körper gewissermaßen einen Krieg der Hormone auslösen, der zu unkontrollierbaren Reaktionen führt. Es ist nicht auszuschließen, dass die sich häufenden Verzweiflungstaten und Amokläufe eine direkte Folgeerscheinung des Elektrosmogs ist. Je mehr neue Sendeanlagen erstellt werden, desto größer wird das Risiko, dass zunehmend mehr Menschen zu dramatischen Kurzschlusshandlungen und Zusammenbrüchen neigen.

Wer sich innerlich zunehmend unausgeglichen fühlt, sollte deshalb in seinem Umfeld auf alle mögliche Quellen von Elektrosmog achten. Als Grundregel gilt:
- **Möglichst großen Abstand zu Anlagen, Leitungen und Geräten halten.**
- **Geräte, die nicht benutzt werden, ausstellen oder ausstecken.**
- **Die Benutzungszeit mobiler Telefone sinnvoll einschränken.**

Auswirkungen auf das Nervensystem

Über 10 Milliarden Nervenzellen sorgen im Körper mittels Informationsaustausch für alle lebenswichtigen Steuerfunktionen. Dabei wird ein minimaler elektrischer Impuls von 1–250 µV (1 Mikrovolt [µV] = 1 Millionstel Volt [V]) abgegeben. Eine einzelne Nervenzelle kann im Extremfall bis zu 120 Impulse in der Sekunde (= bis 120 Hertz [Hz]) weiterleiten. Insgesamt kann das Gehirn pro Sekunde bis zu 1 Million Impulse verarbeiten (entspricht einer Rechnerleistung von 1 Megahertz [MHz]). Sämtliche Körperfunktionen werden durch dieses Informationssystem gesteuert: Bewegung, Herzrhythmus, Atemfrequenz, Sinneseindrücke, Verdauung, Denkprozesse, Gefühle und vieles mehr.

Besonders die Nervenenden reagieren äußerst sensibel auf Impulse von außen. Elektromagnetische Feldstärken mit weniger als einem Tausendstel des gesetzlichen Grenzwertes werden registriert. Mit einer Messung der Hirnströme (EEG) lässt sich dies medizinisch nachweisen, auch wenn man die daraus erwachsenden Wirkungen nur erahnen kann. Es ist aber kaum vorstellbar, dass der Dauerbeschuss unseres Nervensystems durch technische Impulse ohne Wirkung bleibt.

Nervenzellen.
Besonders die sensiblen Enden der Nervenzellen reagieren auf die Impulse des Elektrosmogs. Sie nehmen die Signale auf und leiten sie besonders dann weiter, wenn sie in Resonanz mit ihrer Wellen-länge stehen.

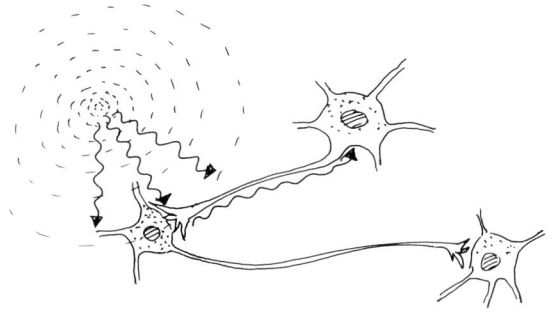

»Ein Beispiel menschlicher Verwundbarkeit gegenüber elektromagnetischen Einflüssen ist die Möglichkeit, durch einen mit 15 Hz getakteten Stroboskopblitz epileptische Anfälle auszulösen. Dabei ist es nicht die Menge der vom Licht absorbierten Energie, es ist vielmehr die dem Gehirn durch das fortwährende und regelmäßige Blitzen auf einer Frequenz übermittelte Information, die den Anfall verur-sacht. Diese erkennt das Gehirn, weil sie der gehirneigenen Frequenz entspricht oder sehr ähnlich ist.«

Prof. Dr. J.G. Hyland, Institut für Physik, University of Warwick (2001)

In den letzten Jahren ist durch den Bau neuer Sendeanlagen ein unglück-liches Phänomen aufgetreten: Mit neuesten Hochfrequenzsendern (zum Beispiel im Mobilfunk) nutzt man vermehrt Wellenlängen, die der Größe einzelner Nervenzellen entsprechen. Damit kann eine Nervenzelle zu einer optimalen Antenne werden, die in Resonanz mit der Sendefrequenz tritt. Denselben Effekt kennen wir von Saiteninstrumenten: Sobald die Länge einer Saite in einem ganzzahligen Verhältnis zur Wellenlänge eines Tones steht, schwingt sie automatisch mit. Sie ist dann in Resonanz.

Die Folgen, wenn immer mehr Nervenzellen mit den Wellenlängen einer neuen Sendeanlage in Resonanz treten, könnten sich – trotz gerin-gerer Sendeleistung – als vielfach gravierender herausstellen.

Baum- und Waldsterben

»Die Nadeln und Blätter unserer Bäume sind wie kleine Antennen und reagieren auch auf die schwächste Hochfrequenzstrahlung.«

Prof. Dr. Ing. Günter Käs, Radarexperte der Bundeswehruniversität (1992)

»Blätter und Nadeln sind ideale Mikrowellenantennen. Zwischen Waldsterben und hochfrequenter Strahlung besteht ein eindeutiger Zusammenhang.«

Dr. Ing. Wolfgang Volkrodt, ehem. Siemens-Manager (1990)

Verschiedene Untersuchungen haben gezeigt, dass auch beim Baumsterben das Gesetz der Resonanz eine entscheidende Rolle spielt. Nachdem man anfangs noch den sauren Regen als Ursache herangezogen hatte, musste man feststellen, dass Bäume in Bergregionen zum Teil viel schlimmer betroffen waren als diejenigen in den dichter besiedelten Tälern. Dies, obwohl der Regen im Berggebiet viel weniger sauer war. Als man die Wellenlängen der häufigsten Sendeanlagen mit den Längen der Blattrispen und Nadeln verglichen hat, konnte man folgendes entdecken: Die feinen Strukturen der Bäume treten in Resonanz mit den technisch erzeugten Wellen und weisen in der Folge eine Art langsamer Verbrennung auf. Weil die Laubbäume durch die alljährlich neu heranwachsenden Blätter weniger lang in Resonanz bleiben, sind sie etwas weniger exponiert als die Nadelbäume, die ihre Nadeln in der Regel über mehrere Jahre hinweg behalten.

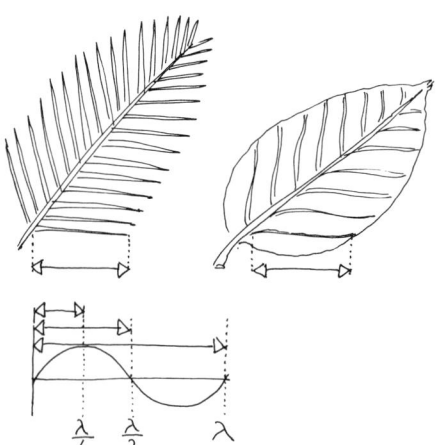

Resonanz mit Funkwellen.
Nadel- und Laubbäume können mit der Wellenlänge einer Funkfrequenz in Resonanz treten. In der Folge wird ihr Stoffwechsel gestört und sie verbrennen langsam innerlich. Im Mobilfunk beträgt die Wellenlänge des E-Netzes 16,7 cm (λ). In Resonanz mit dem E-Netz können aber auch Strukturen mit Dimensionen von 8,4 cm ($\lambda/2$) oder 4,2 cm ($\lambda/4$) treten.

Bäume und mehrjährige Pflanzen können durch die Dimensionen ihrer Zellen und Strukturen das Pech haben, mit dem Frequenzspektrum umliegender Antennen in Resonanz zu sein. In der Folge werden sie krank oder sterben sogar ab. In Höhenlagen können hierbei auch geostationäre Satelliten maßgebend dazu beitragen. Hier setzt man in der Regel Wellenlängen zwischen 1 und 30 cm ein – Maße, wie sie in der Natur überall vorkommen!

Unsere immer perfekter funktionierenden Systeme für Kommunikation, Navigation und Überwachung sorgen mit ihren Frequenzen weltweit für eine Belastung, die auch die Pflanzenwelt großflächig in Mitleidenschaft zieht. Unsere Kommunikationssysteme verursachen langfristig vermutlich weit mehr Störungen im Ökosystem als viele andere Umweltbelastungen.

Kranke Kühe und gestrandete Walfische

Funkstrahlung macht auch vor den Weltmeeren nicht Halt. Um in das relativ dichte Element Wasser eindringen zu können, braucht es jedoch relativ niedrige Frequenzen mit großen Wellenlängen. Für den Funkkontakt mit Unterseebooten verwendet man so genannte Wellen im ELF-Bereich (extra low frequency), auf welche die Signale moduliert werden. Ähnliche Frequenzen werden auch dazu eingesetzt, um den Boden der Meere abzutasten oder in der Erde Höhlen und Erzvorkommen aufzuspüren.

Da diese ELF-Frequenzen relativ gut durch Wasser dringen, werden damit ebenfalls die Fische bestrahlt. Naturgemäß sind die größeren Arten schneller betroffen als die kleinen. Vor allem bei Walfischen und Delfinen hat dies zu massiven Störungen des Orientierungssinns geführt. Wenn hin und wieder ganze Gruppen dieser Meeressäuger aus so genannt unerklärlichen Gründen stranden und verenden, sind nicht selten neue Versuche mit ELF-Wellen im Spiel. Zu diesen Ergebnissen kommen immer mehr Forscher. Bei Walfischen muss man vermuten, dass sie diese Wellen akustisch so stark wahrnehmen, dass sie aus Schmerz den Verstand verlieren und panikartig zu flüchten versuchen. Eine Reaktion, die sich bei der flächendeckenden Bestrahlung oft als ausweglos herausstellt und gewöhnlich an irgend einem Strand endet. Vermutlich hat auch das Robbensterben vom Sommer 2002 an der Nordseeküste elektromagnetischen Ursprung. Gewissheit wird man hierbei wohl nie haben, denn für tote Tiere lassen sich Forschungsgelder nur schwerlich auftreiben.

Bei den Kühen sieht es nicht besser aus: Nachdem viele Landwirte auf ihren Futtersilos Antennen errichten ließen, ist die Situation für sie mindestens ebenso schwierig geworden. Es gibt Forscher, welche heute die BSE-Seuche in direkten Zusammenhang mit Mikrowellenstrahlung bringen. Missbildungen, Fehlgeburten, Verhaltensstörungen und untypische Rinderkrankheiten werden bereits seit Jahren mit Mobilfunk in Verbindung gebracht.

»Mehr als 40 internationale Forschungen geben Hinweise auf biologische Probleme durch Mobilfunkstrahlen von Sendeanlagen, zum Beispiel Hirnschäden bei Tieren, Erbgutveränderungen beim Menschen oder Krebs bei Mäusen. Tierärzte untersuchten mehrere Bauernhöfe in Bayern und Hessen, und zwar Höfe mit und ohne Mobilfunkbelastung. Auf den Höfen mit Sendern in der Nähe gab es eindeutig mehr Missbildungen, und die Tiere verhielten sich völlig anders. Diese Studie im Auftrag des bayerischen Umweltministeriums bestätigt vorangegangene, bei denen im Mobilfunkeinfluss ebenfalls Missbildungen, Verhaltensstörungen, Fehlgeburten und die Verringerung der Milchleistung festgestellt wurden. Immer mehr Landwirte melden sich und bestätigen die Beobachtung: Mit dem Errichten neuer Mobilfunksender in der Nähe ihrer Höfe kamen zeitgleich die Probleme beim Vieh.«

ARD-Fernsehmagazin »Report« (21. August 2000)

Ozonloch und Klimaveränderung

In vielen Küchen wird heute mittels Mikrowellenherd tiefgefrorene Nahrung binnen kürzester Zeit zum Sieden gebracht. Dieselben Mikrowellen nutzen wir zum mobilen Telefonieren. Da Antennen und Handys die Zellen des Kopfes jedoch nicht viel mehr als ein Grad erhitzen dürfen, wird die Ausgangsleistung entsprechend angepasst. Wenn aber alle Antennen, Satelliten und Einzelsender auf der Erde zusammengerechnet werden, kommt eine Mikrowellenstrahlung zusammen, die einiges mehr als nur ein paar Hirnzellen zu erhitzen vermag. Mikrowellenstrahlung erzeugt in der Materie Reibung, und Reibung erzeugt Wärme. Wenn man über Jahre den ganzen Planeten mit unzähligen Sendern bestrahlt, kann der Effekt nicht gleich null sein. Das planetarische Gleichgewicht ist so sensibel, dass es auf kleinste Temperaturschwankungen mit bisher nicht gekannten Umweltkatastrophen reagiert. Wenn Mikrowellen in der Küche zum Auftauen verwendet werden, könnten sie da beim Packeis auf die Dauer nicht auch dasselbe bewirken? Gegenüber der durchschnittlichen natürlichen Mikrowellenstrahlung ist die technisch erzeugte Strahlung in den letzten 20 Jahren auf einen mehrere Millionen Mal höheren Wert angestiegen! Es könnte deshalb gut sein, dass wir die verheerenden Unwetterkatastrophen mit allen Sendeanlagen zusammen selbst provozieren.

In Forscherkreisen wird bezweifelt, dass allein der CO_2-Ausstoß zur Zerstörung der Ozonschicht geführt hat. Man verdächtigt immer mehr die stetig ansteigende Zahl der Satelliten und anderer Sendeanlagen, die mit ihrer Strahlung die Schutzschicht der Erde durchlöchern.

Anlass zu dieser Vermutung geben Riesenanlagen wie das amerikanische HAARP-Projekt (Highfrequency Active Auroral Research Project). Mittels riesiger Antennenwälder wird mit der Leistung von zwei Atomkraftwerken die Ionosphäre so stark erhitzt, dass sie zu einem Parabolspiegel für elektromagnetische Wellen wird. Dadurch lässt sich punktgenau von einem Ort der Erde zum andern ein Funksignal übermitteln. Wozu die Anlage genau ist, wird geheim gehalten. In der dazu verfassten Patentschrift wird nur erwähnt, dass damit sowohl das Wetter als auch das menschliche Bewusstsein beeinflusst werden kann.

Gebäudeschäden

Hochfrequenz im Mikrowellenbereich hinterlässt nicht nur in biologischen Organismen eine nachhaltige Wirkung. Auch dichte Materialien wie Stein werden in Mitleidenschaft gezogen: Beim Auftreffen der Strahlung werden hier die Moleküle in rasche Schwingung versetzt und die Festigkeit des Molekulargitters gelockert. Bei Sandstein, der ohnehin stark unter der Luftverschmutzung leidet, bewirkt dieser Effekt einen beschleunigten Zerfall. Diese Erscheinung hat man bereits auch bei älterem Beton angetroffen. Es ist vermutlich eine Frage der Zeit, dass auch härtere Gesteine an Festigkeit verlieren. Mit unserer Mikrowellentechnologie lassen wir im wahrsten Sinn des Wortes keinen Stein mehr auf dem andern.

»Erblindende« Radioastronomie

Wie stark unser Äther mit einer immer weiter zunehmenden elektromagnetischen Belastung durchdrungen ist, mussten bereits vor einigen Jahren die Radioastronomen realisieren. An Stelle optischer Teleskope beobachten sie die Sterne mit elektromagnetischen Empfangsanlagen. Sie hören den Sternen in gewisser Weise zu und entdecken dabei ihre pulsierenden Wellen und ihr Frequenzspektrum. Da in den letzten Jahren immer mehr Sendeanlagen und Satellitsysteme aufgebaut worden sind, welche die Feldstärken der Sternensignale um ein Vielfaches übertönen, ist diese neuere Form der Astronomie auf vielen Frequenzbändern bereits schon »erblindet«.

Es fragt sich, ob ein ähnlicher Effekt nicht auch bei allen organischen Stoffen auftritt: Die auf Resonanzschwingung basierende Kommunikation einzelner Zellen wird durch technische Überlagerungen übertönt und damit einschneidend gestört. Die Folge sind Erkrankungen wie Krebs, bei denen die Zellkommunikation abgeschnitten ist.

Die hier aufgeführten Auswirkungen sind bei weitem nicht vollständig. Außerdem entbehren sie zum Teil noch einer streng wissenschaftlichen Beweisführung. Es stimmt allerdings nachdenklich, dass gerade bei der Hochfrequenztechnik immer mehr Forscher aufgrund ihrer Erkenntnisse eindringlich davor zu warnen beginnen. Es bleibt zu hoffen, dass unsere Kultur schon in naher Zukunft Lösungen findet, die nicht mehr im selben Ausmaß Opfer abverlangt, wie es aktuelle Anlagen tun.

In der Zwischenzeit ist jeder Einzelne aufgefordert, in seinem eigenen Umfeld den Elektrosmog so weit wie möglich zu reduzieren und alle weiteren Anschaffungen moderner mobiler Kommunikationsmittel zuerst bewusst mit den möglichen Risiken abzuwägen.

»Sie sägten die Äste ab, auf denen sie saßen und schrien sich ihre Erfahrungen zu, wie man schneller sägen könne und fuhren mit Krachen in die Tiefe und die ihnen zusahen, schüttelten die Köpfe beim Sägen und sägten weiter.«

Berthold Brecht

Was verursacht technischen Elektrosmog?

Da sich Elektrosmog mit den fünf Sinnen nicht wahrnehmen lässt, ist es notwendig, sich der unterschiedlichen Verursacher bewusst zu werden. In diesem Kapitel werden die wichtigsten Quellen von Elektrosmog im Überblick zusammengefasst. Zuerst erfahren Sie das Wichtigste über die Verursacher im eigenen Haus und anschließend über diejenigen in der weiteren Umgebung.

Leitungen und Stromkabel

Der Strom, den wir ins Haus geliefert bekommen, fließt durch leitfähige Kabel, die über Wände, Decken und Böden zu den Lampen, Geräten und Steckdosen geführt werden. Mit der Stromversorgung steht jedes Kabel unter elektrischer Spannung und verursacht ein elektrisches Feld. Dabei ist es nicht einmal wichtig, ob wir überhaupt Strom brauchen oder nicht. Dieses elektrische Feld induziert in allen leitfähigen Materialien der näheren Umgebung einen elektrischen Strom. Da der Mensch, wie auch Tiere und Pflanzen, leitfähig sind, stehen wir sprichwörtlich unter Spannung, wenn wir uns in der Nähe elektrischer Leitungen oder Geräte aufhalten. Wenn wir zum Beispiel ein eingestecktes, 2-poliges Kabel in der Hand halten, steht unser Körper unter etwa 30 V (Volt) Wechselspannung. Der größte Teil des elektrischen Feldes wird zwar über die Hautoberfläche abgeleitet, trotzdem kann es im Körper zu funktionellen Störungen führen. Zum Vergleich: Die Nervenzellen reagieren bereits auf Signale, die 2000-mal geringer sind.

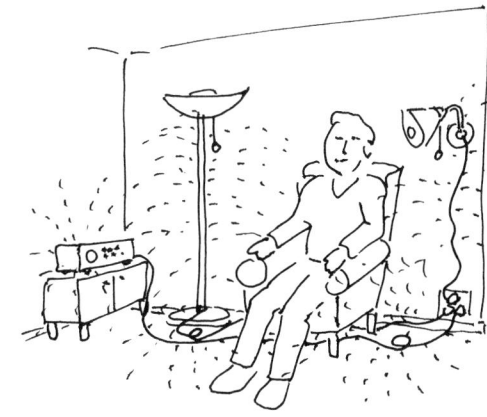

Die Wirkung des elektrischen Felds auf den Körper.
Je mehr Leitungen und Kabel sich in der Nähe des Körpers befinden, desto größer wird das elektrische Feld, das den Körper durch kapazitive Ankoppelung unter Spannung setzt.
Bei einem eingesteckten elektrischen Kabel neben oder unter dem Sessel ist der sitzende Mensch rasch auf 4 bis 6 V Spannung.

Das gesundheitliche Risiko der elektrischen Felder lässt sich minimieren:

- **Möglichst großen Abstand zu elektrischen Leitungen und Geräten halten.**
- **Nur diejenigen Kabel einstecken, die auch tatsächlich benutzt werden.**
- **3-polige Kabel mit Erdleitung sind besser als 2-polige.**

Zum Vergleich die baubiologischen Richtwerte für die Spannung beim Schlafplatz:

Spannung in Millivolt	Spannung in Volt	langfristige Bewertung
über 1000 mV	über 1 V	kritischer Schlafplatz
500–1000 mV	0,5–1 V	belasteter Schlafplatz
100–500 mV	0,1–0,5 V	mäßig belasteter Schlafplatz
20–100 mV	0,02–0,1 V	guter bis akzeptabler Schlafplatz
unter 20 mV	unter 0,02 V	langfristig sehr guter Schlafplatz

Geräte mit Trafo (Netzteil)

Immer wenn in einem elektrischen Kabel Strom fließt, wird es von einem magnetischen Feld umgeben. Wird das Kabel als Spule aufgewickelt, entsteht ein unverhältnismäßig starkes magnetisches Feld. Solche Spulen findet man unter anderem in elektrischen Motoren und im Netzteil (Trafo) unzähliger Geräte. Dieses Netzteil hat die Aufgabe, den Haushaltsstrom von 220 V auf eine andere Spannung zu transformieren, bei elektronischen Geräten beispielsweise auf 3 bis 12 V.

Im Gegensatz zum elektrischen Feld durchdringt das magnetische Feld fast alle Materialien ungehindert, so auch den menschlichen Körper. Da jeder moderne Haushalt gespickt ist mit Geräten, die über ein integriertes Netzteil verfügen, bewegen wir uns meistens durch Zonen mit unterschiedlicher magnetischer Flussdichte (gemessen in Nanotesla nT). Wenn man sich langfristig in einem starken magnetischen Feld aufhält, drohen gesundheitliche Störungen von Nervosität bis zu Leukämie.

In vielen elektrischen Geräten sind Netzteile integriert, die, sobald sie eingesteckt sind, ständig Strom verbrauchen – und zwar auch dann, wenn sie gar nicht benutzt werden! Dazu gehören Radiogerät, Kassettenrecorder, Videogerät, Stereoanlage, Kaffeemaschine, Radiowecker, Aktivboxen, Faxgerät, Halogenleuchte, Akku-Ladegerät usw.

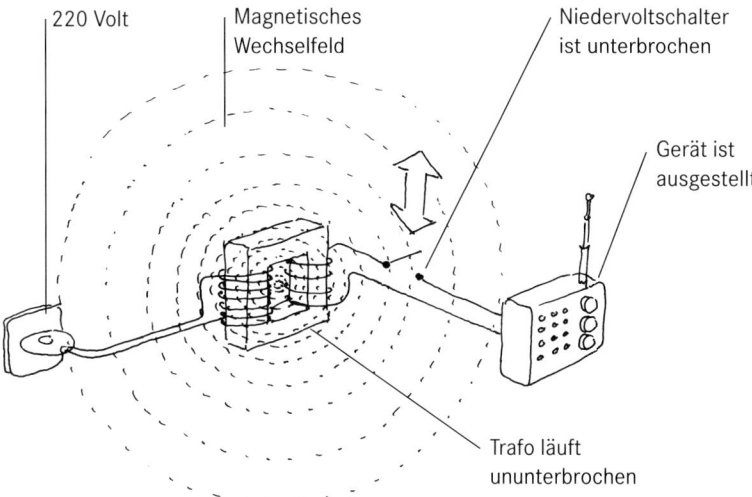

In vielen Geräten erhöhen versteckte Verbraucher die Stromrechnung und erzeugen Elektrosmog:
Die schematische Darstellung zeigt, wie die meisten Geräte im Haushalt geschaltet sind: Sobald der Netzstecker eingesteckt ist, zieht der Trafo Strom und erzeugt Elektrosmog. Der eingebaute Schalter unterbricht lediglich den Niedervoltstromkreis. Wenn ein ausgeschaltetes Gerät warm bleibt, leicht vibriert oder sogar brummt, ist der Trafo immer in Betrieb. Mit einem Messgerät für magnetische Wechselfelder lässt sich der versteckte Verbraucher am besten aufdecken.

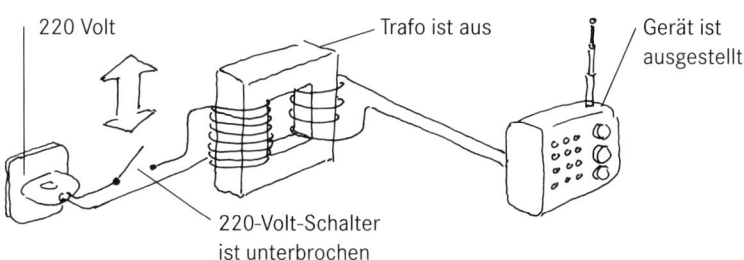

Ein vor dem Trafo angebrachter Schalter.
Mit geeigneter Unterbrechung lassen sich Stromrechnung und Elektrosmog reduzieren: Wenn Sie nicht immer den Stecker ziehen wollen, lohnt sich bei Einzelgeräten der Einbau eines – falls möglich – 2-poligen Unterbrechers. Gewisse Modelle zeigen mit einer kleinen Leuchtdiode, wenn sie eingeschaltet sind.
Bei mehreren Geräten (Stereoanlage, Computer mit Peripheriegeräten) eignet sich eine Mehrfachsteckleiste mit Leuchtschalter.

In der Schweiz hat die ETH Zürich den Stromverbrauch dieser Geräte in allen privaten Haushalten zusammengerechnet und ist auf ein erstaunliches Ergebnis gekommen: Wenn in allen Schweizer Haushalten nur diejenigen Geräte eingesteckt würden, die man gerade benutzt, könnte man mit dem eingesparten Strom den Verbrauch der Städte Basel und Biel voll und ganz decken!

Wenn Sie also Ihre Stromrechnung gering halten möchten, unterbrechen Sie die Stromzufuhr bei den Geräten, die Sie nicht benutzen. Sie reduzieren damit gleichzeitig den Elektrosmog in Ihrem Haus (beachten Sie dazu die Tipps im Kapitel »Elektrosmog im eigenen Umfeld vermindern«).

Die baubiologischen Richtwerte für die magnetische Flussdichte:

Wert in Nanotesla	entsteht ungefähr	langfristige Bewertung
über 1000 nT	unter 20 cm Abstand von Trafo	extreme Anomalie
100–1000 nT	unter 50 cm Abstand von Trafo	starke Anomalie
20–100 nT	unter 1,2 m Abstand von Trafo	schwache Anomalie
unter 20 nT	über 1,2 m Abstand von Trafo	ohne Risiko

Niedervoltlampen (Halogenleuchten)

Die wegen ihres Designs beliebten Halogenlampen sind meist mit recht leistungsstarken Trafos bestückt, welche die Netzspannung auf 12 V herunter transformieren. Dabei entstehen große Stromstärken und erhebliche magnetische Felder. Achten Sie bei diesen Lampen auf genügend Abstand zum Trafo (mindestens 1 m) und auf die Lage der beiden Strom-

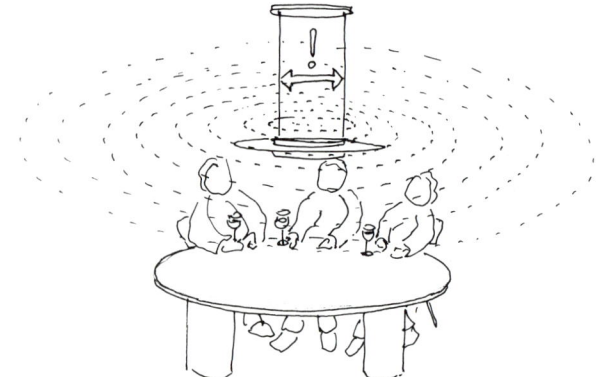

Halogentischlampen. Viele Modelle nutzen die Stromkabel gleichzeitig als Aufhängung. Wenn diese weit auseinander liegen, entstehen große Magnetfelder, welche Symptome wie Augenreizung, Kopfschmerzen, Schwindel, Unruhe und Reizbarkeit verursachen können. Diese Lampen eignen sich leider weder über dem Esstisch noch am Arbeitsplatz.

Halogenseilsysteme.
Bei einem Seilabstand von mehr als 20 bis 30 cm ist bei eingeschaltetem Zustand im ganzen Raum kaum ein Ort zu finden, der innerhalb eines unbedenklichen Bereichs liegt. Direkt unter den Leitungen ist der Wert für längere Aufenthalte nicht empfehlenswert. Verwenden Sie Seilsysteme höchstens in wenig benutzten Korridoren, und verringern Sie den Abstand der beiden Leitungen auf ein Minimum. Oder entscheiden Sie sich lieber für ein Schienensystem.

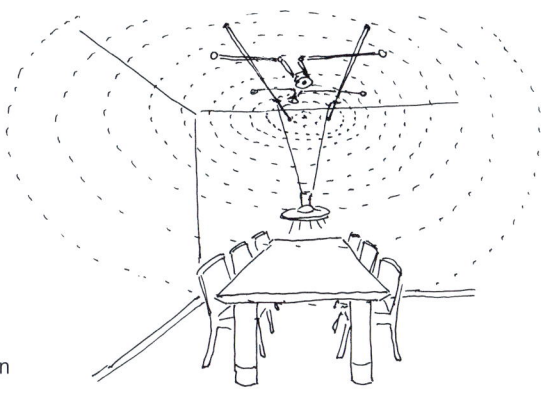

zuleitungen: Je weiter diese auseinander liegen, desto größer wird das magnetische Feld und damit das gesundheitliche Risiko.

Bei Niedervolthalogenlampen sollten die Stromkabel möglichst nahe beieinander liegen, um gefährliche Magnetfelder zu vermeiden. Vom elektrobiologischen Standpunkt aus sind deshalb Schienensysteme wesentlich besser als Seilsysteme. Am besten eignen sich Halogeneinbauspots, bei denen die beiden Zuleitungen miteinander verdrillt werden.

Energiesparlampen und Leuchtstoffröhren

Energiesparlampen und Leuchtstoffröhren (Neonlampen) haben gegenüber der guten alten Glühbirne den ökonomischen Vorteil, dass sie bei lang dauernder Benutzung für weniger Strom mehr Licht liefern. Leider ist dies der einzige Vorteil, denn vom elektrobiologischen Standpunkt aus betrachtet, haben sie folgende Mängel:
• Um das Gas im geschlossenen Glasrohr zum Glühen zu bringen, braucht es eine hohe Zündspannung. Diese wird mit einer Induktionsspule oder einem elektronischen Vorschaltgerät erzeugt. Vom magnetischen Wechselfeld dieser Lampen sollte man mindestens 1 m Abstand halten.
• Es entsteht ein starkes elektrisches Feld, das sich über leitfähige oder feuchte Oberflächen abbaut. Hier sind besonders die Augen stark exponiert, die deswegen schneller ermüden oder zu Entzündungen neigen.

- Auch wenn es das Auge nicht mehr wahrnimmt, wird das Licht einer Leuchtstoffröhre 100-m in der Sekunde an- und ausgeschaltet. Nerven und Gehirn reagieren auf diesen Stroboskopeffekt, der nach medizinischen Gesichtspunkten Epilepsie oder andere Nervenkrankheiten begünstigen kann.
- Die eingebaute Elektronik erzeugt ein hochfrequentes Feld, welches Auswirkungen auf die Nervenzellen und die Hirnfunktionen hat.

Aus diesen Gründen sollten Energiesparlampen und Leuchtstoffröhren nicht im Schlaf- und Wohnbereich verwendet werden. Wer elektrosensibel reagiert, sollte auch im Arbeitsbereich darauf verzichten. Skeptiker fragen sich, ob die Einsparungen der Stromkosten später nicht mehrfach für die Gesundheitserhaltung wieder ausgegeben werden.

»Ich bin überzeugt, dass das 100-mal Aus- und Angehen der Leuchtstoffröhre auf die Dauer einen krankmachenden Effekt auslöst.«

Dr. F. Hollwich, ehem. Direktor der Universitätsklinik Münster

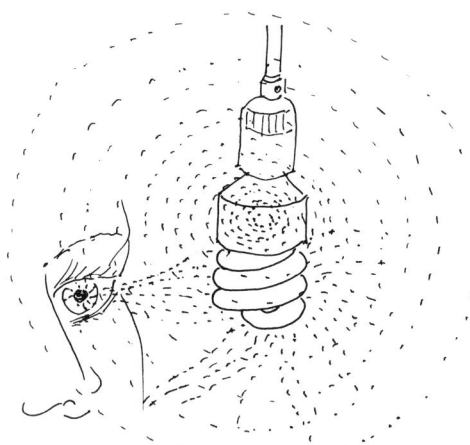

Energiesparlampen.
Wie Leuchtstoffröhren sind sie Stroboskopleuchten, deren Ein- und Ausschalten zwar nicht vom Auge, dafür jedoch vom Nervensystem wahrgenommen wird. Sie erzeugen ein elektrisches Feld, das sich über Augen und Haut entlädt und verursachen magnetische Wechselfelder. Nutzen Sie Sparlampen deshalb nur dort, wo Sie sich kaum aufhalten und wo das Licht über längere Zeit brennen muss, zum Beispiel im Korridor, Treppenhaus und Garten (jedoch ohne Minutenschalter).

Je näher und öfter Sie sich bei einer Lichtquelle aufhalten, desto eher sollten Sie sich für eine Lampe mit normaler Glühbirne entscheiden. Sie erzeugt von allen künstlichen Lichtsystemen den geringsten Elektrosmog und gilt nach wie vor als die verträglichste Lösung.

Schnurlose Telefone

Stellen Sie sich vor, Ihr Sanitärinstallateur will Ihnen den neusten Wasserhahn montieren, den Sie nicht einmal berühren müssen, um sich die
Hände zu waschen. Sie sind völlig begeistert von der Idee, bis Sie realisieren, dass dieser Hahn ständig läuft, ohne dass Sie ihn abstellen können. In etwa so funktionieren die neuen Funktelefone nach dem DECT-
Standard: Sobald Sie das Netzteil dieses Geräts eingesteckt haben,
sendet es unterbrochen Signale aus, unabhängig davon, ob Sie telefonieren oder nicht. Beim Wasserhahn haben Sie ohne weiteres die Möglichkeit zu erkennen, ob Wasser fließt, beim drahtlosen Telefon brauchen
Sie dazu ein Messgerät, wenn Sie es nicht bereits an den gesundheitlichen Problemen beobachten mussten, die sich seit dem Erwerb des
dieses Funktelefons langsam aufgebaut haben.

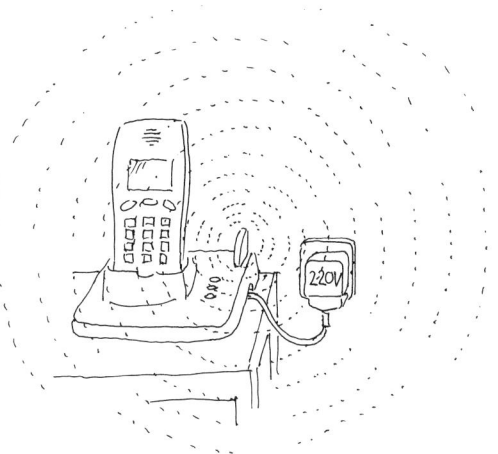

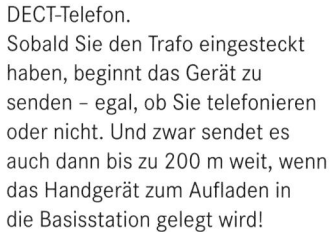

DECT-Telefon.
Sobald Sie den Trafo eingesteckt
haben, beginnt das Gerät zu
senden – egal, ob Sie telefonieren
oder nicht. Und zwar sendet es
auch dann bis zu 200 m weit, wenn
das Handgerät zum Aufladen in
die Basisstation gelegt wird!

Das Telefon nach dem DECT-Standard (Digital Enhanced Cordless
Telecommunication) lässt sich direkt mit dem Mobilfunk vergleichen:
Das Hauptgerät, das Sie in die Telefon- und die Strombuchse einstecken,
ist die Basisstation, die ununterbrochen mit dem beweglichen Endgerät
in Kontakt bleibt. Das System ist so ausgeklügelt, dass es ständig mehrere Endgeräte kontrollieren kann und die Leistung automatisch hoch-
fährt, wenn sich eines an einer schlecht erreichbaren Stelle befindet.
Ähnlich wie beim Mobilfunk ist die Datenübertragung dabei digital und
mit einer 100-Hz-Frequenz gepulst.

Drahtlose Telefone können Ihrer Gesundheit massiv schaden!

Bei DECT-Telefonen werden die digital umgewandelten Sprachsignale in 100 Datenpaketen pro Sekunde gesendet. Diese Datenübermittlung nennt man mit 100 Hz gepulst. Das ununterbrochene Pulsieren verträgt sich sehr schlecht mit biologischen Systemen und kann langfristige Probleme verursachen.

Wenn Sie unter folgenden Symptomen oder Krankheiten leiden, kann ein DECT-Telefon in Ihrer Nähe die Ursache sein (da diese Geräte bis 200 m Reichweite haben, kann es sich auch um eines oder mehrere Geräte Ihrer Nachbarn handeln):

- Nervöse Störungen, wie Schlafstörungen, Konzentrationsschwierigkeiten, Kopfschmerzen, Reizbarkeit, Erschöpfungszustände.
- Verhaltensstörungen bei Kindern, wie Hyperaktivität, Aggressivität, Lernschwierigkeiten, ADS-Syndrom, POS-Syndrom, Entwicklungsstörungen, »Schrei-Babys«.
- Blutbildveränderungen, schlechte Sauerstoffassimilation, »Geldrollenbildung« der roten Blutkörperchen, Thrombosegefahr, anämische Symptome, Schwächung des Immunsystems.
- Herzrhythmusstörungen, Bluthochdruck.
- Ohrengeräusche, Tinnitus, Schwindel, Hörsturz.
- Augenreizungen, Sehstörungen.
- Störung der Zellkommunikation, Schädigung der Erbsubstanz durch DNS-Brüche, Erhöhung des Krebsrisikos.
- Beeinträchtigung der Drüsen und des Hormonsystems, verminderte Melatoninproduktion mit Schlafstörung und verstärkte Neigung zu Depressionen.
- Neigung zu Unfruchtbarkeit, irreguläre Schwangerschaftsverläufe, Missbildungen.
- Beeinflussung des zentralen Nervensystems, Veränderung des EEG, Öffnung der Blut-Hirn-Schranke, verstärkte Einlagerung von Giftstoffen und Schwermetallen in die Hirnzellen, Begünstigung von Krankheiten wie Alzheimer, Parkinson, Epilepsie, Multiple Sklerose.

Auffällig ist das sehr breite Spektrum von Störungen, welche jeden Menschen an seiner individuellen Schwachstelle treffen können. Allgemein können verborgene Veranlagungen zum Vorschein kommen oder bereits bestehende Krankheiten sich verschlechtern.

»Wir wissen sehr gut, dass gepulste Signale auf den
Menschen stärker einwirken als ungepulste. Gepulste Mikrowellen greifen tief in biologische Prozesse ein.«

Prof. Dr. Ross Adey, Loma-Linda-Universität, Kalifornien (1970)

Würde man eine Hitliste der stärksten Elektrosmogverursacher aufstellen, wäre das DECT-Telefon wohl auf einem der ersten Plätze. Es ist auffällig, bei wie vielen Haushalten, die eine Hausuntersuchung wünschen,
die gesundheitlichen Probleme mit dem Kauf eines DECT-Telefons begon-
nen haben. Gleichzeitig erstaunt, dass kaum ein Verkäufer weiß, was er
dem Kunden in Wirklichkeit verkauft oder dass auch die Betriebsanlei-
tung darüber schweigt.

*Geht man mit der Frage ins Internet, weshalb DECT-Telefone 24 Stunden
am Tag senden, auch wenn man nicht damit telefoniert, findet man Erstaunliches:*

*Der in allen DECT-Telefonen integrierte Chip lässt sich über den Com-
puter der Telefongesellschaft steuern, so dass das Endgerät bei Bedarf
jederzeit als Abhörgerät angeschaltet werden kann. Das soll sogar dann
möglich sein, wenn nicht telefoniert wird. Zumal viele Menschen die Angewohnheit haben, das Endgerät immer in ihrer Nähe zu haben, tragen sie
gewissermaßen ihre getarnte Wanze mit sich, die sie auch noch selbst
angeschafft haben.*

*Das eigentlich gesetzwidrige Abhören eines Teilnehmeranschlusses
wird heute nicht mehr durch den anonymen Mann im schwarzen Mantel
getätigt; jetzt überlässt man es riesigen Großcomputern mit Spracherken-
nungsprogrammen, die auf ständig aktualisierte Stichworte reagieren und
– wenn nötig – automatisch aufzeichnen.*

**Wenn Sie ein DECT-Telefon besitzen und eigentlich nicht auf ein
schnurloses Telefon angewiesen sind, dann bringen Sie es in Ihr
Fachgeschäft zurück – Ihrer Gesundheit zuliebe. Es gibt moderne
Festanschlüsse (Hörer mit Kabel), die dieselben Funktionen bieten
wie ein DECT-Telefon – außer dass man beim Telefonieren an die
Station gebunden ist. Wenn Sie auf ein schnurloses Telefon angewiesen sind, entscheiden Sie sich für den weniger bedenklichen
Standard CT1+, der nur beim Telefonieren sendet – und dies analog und nicht gepulst.**

Die verschiedenen schnurlosen Telefonsysteme im Überblick:

Standard	Sendetechnik	Frequenzband	Betriebsart	Sendeleistung
CT1+	analog	865–868 MHz	sendet nur	ca. 10 mW
	nicht gepulst	930–932 MHz	beim Telefonieren	
CT2	digital	864–887 MHz	sendet nur	ca. 10 mW
	gepulst (500 Hz)		beim Telefonieren	
DECT	digital	880–1900 MHz	sendet 24h/Tag,	ca. 250 mW
oder	gepulst (100 Hz)		sobald der Trafo	(Impulsspitzen)
GAP			eingesteckt ist	

Folgende Funktelefone funktionieren nach dem Standard CT1+, das heißt sie senden nur während eines Telefonats und sind deshalb viel weniger problematisch (die Liste ist nicht vollständig):

Marke	Modelle des Standards CT1+
AEG	Trend, Liberty
Audioline	CDL 910 G, 940 G, 960 G, 970 G, CDL 971 G, 997 G, CDL 980 G
Bosch	CT-Com 100, CT-Com 157
Commodore	150 CT, 200 CT, 300 CT, 250 CTA
Daewoo	DWP 5000, DWP 8000
DeTeWe	Twinny plus, Twinny Tel
Grundig	CP-500, CP-510, CP-800
Hagenuk	ST-Serie
Loewe	SL, Binatone
MBO	Alpha 1600 CT, 1650 CT, 1680 CT, 1700 CT, 1655 HS plus, 1800 CTA
Medion	MD 9970
Olympia	Eurostar Milano, Melody, Melody, Rondo, Senator, Toscana, Mira Plus
Palladium	832/823, Sarah III, CT 629, CT 962
Panasonic	verschiedene Geräte der Serie KX-T-9...
Philips	Aloris, TD-Serie
ProTech	PCT 1000, CT 1000
Schneider	SST 800, SST 815, SST 818, SST 820, SST 828 AB
Siemens	Megaset (nicht Gigaset = DECT!)
Telecom	Sinus 11, 12, 21, 31, 32, 33, 42, 52, 53
Telesys	Max, TS 6060
Tele2	iHear CT1+
Topcom	Cocoon 80
Uher	CT1 Concept, CT1-Comfort
Universum	SL 11, SL 12

Unter www.noisepower.de kann man die zur Zeit noch verfügbaren Geräte bestellen. Offiziell läuft die Lizenz für diese Geräte Ende 2008 ab, das heißt, die Frequenzen werden auch anderweitig vergeben und könnten dann stärkeren Übertragungsstörungen ausgesetzt sein.

Satellitenempfangsanlagen

Die auf Balkonen, Dächern oder im Garten montierten Fernsehsatellitenschüsseln sind zwar reine Signalempfänger, können aber trotzdem elektrosensiblen Menschen Probleme verursachen. Die parabolförmige Antenne baut in der Nähe ein Resonanzfeld mit dem Frequenzband der Fernsehsatelliten auf, das auch Mauern durchdringt. Es gibt Menschen, die nach der Montage einer Satellitenschüssel in der Nähe des Schlafzimmers nicht nur um den Schlaf, sondern auch um die Gesundheit gebracht worden sind.

Die ersten Fernsehsatelliten wurden mit einem erstaunlichen Phänomen konfrontiert: Je mehr Menschen auf der Erde ihre Empfangsanlagen aufbauten, desto größer wurde die zum Satelliten zurückgeworfene Sendestrahlung. Das ging soweit, dass dadurch trotz der großen Distanz die Elektronik des Satelliten zerstört wurde. Heute müssen die Satelliten mit ausgeklügelten elektronischen Schutzfiltern bestückt werden, um durch die Reflexion der zahlreichen Empfangsanlagen nicht außer Betrieb gesetzt zu werden.

Wenn die einzelnen Satellitenschüsseln bis ins All zurückreflektieren können, kann man sich vorstellen, dass sie dies auch bis ins viel nähere Schlafzimmer tun!

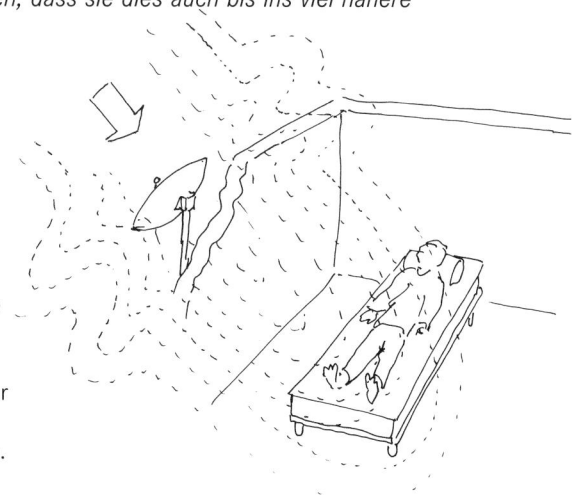

Satellitenempfang.
Die Satellitenempfangsanlage baut in ihrer unmittelbaren Nähe ein Resonanzfeld auf, das durch Wände hindurch das Wohlbefinden und den Schlaf stören kann.
Sobald man die Schüssel nicht mehr auf den Satelliten ausrichtet, fällt das Resonanzfeld sofort zusammen.

Baubiologen raten, Satellitenschüsseln mit mindestens 12 m Abstand zu den Bettplätzen zu montieren, ungeachtet der dazwischen liegenden Mauern.
Gegenüber dem unbedenklichen Kabelanschluss bleibt bei der Satellitenempfangsanlage jedoch immer ein gewisses Maß an hochfrequentem Elektrosmog.

Mikrowellenherde

Ein Küchengerät zu besitzen, das binnen kürzester Zeit die Nahrung auf die gewünschte Temperatur erhitzt, hat durchaus seine praktischen Seiten. Auch die Funktionsweise hat man zu Beginn als genial eingestuft: Mittels einer starken, hochfrequenten Strahlung werden die Zellstrukturen der Nahrung so rasant in Vibration versetzt, dass sie durch die entstehende Reibung heiß werden.

Nach der ersten Begeisterung haben sich Forscher mit der Frage beschäftigt, was denn eigentlich genau mit der im Mikrowellenofen erhitzten Nahrung geschieht. Anlass dazu haben Leute gegeben, die nach dem Verzehr solch aufbereiteter Nahrung Bauchschmerzen hatten, obwohl ihnen dieselbe im Kochtopf zubereitete Nahrung sonst gut bekommen ist. Sie mussten erkennen, dass durch die Bestrahlung im Mikrowellenherd die Zellen der Nahrung im Innern regelrecht zermatscht wurden und dass sie sich in ihrer biochemischen Zusammensetzung veränderten. Untersuchungen legen an den Tag:

- Eiweiße und Glukoside zerfallen widernatürlich.
- In Milch und Getreide entstehen krebserregende Verbindungen.
- In pflanzlichen Lebensmitteln entstehen vermehrt freie Radikale.
- Die Vitalenergie der Lebensmittel nimmt bis zu 90 % ab.

Zu Risiken und Nebenwirkungen der Mikrowellennahrung:
- Untersuchungen haben bestätigt, dass die chemischen Veränderungen der in Mikrowellenherden zubereiteten Nahrung bei Testpersonen zu Verdauungsbeschwerden, zu Funktionsstörungen des Lymphsystems und zu einer Zunahme der Krebszellen im Blutserum führen.
- Katzen, die man im Tierversuch ausschließlich mit Futter und Wasser aus dem Mikrowellenofen ernährt hat, wurden übermäßig fett und starben innerhalb weniger Wochen, wenn ihnen gleichzeitig das Tageslicht entzogen wurde.

Wie sich gezeigt hat, entsteht durch den Mikrowellenherd eine unnatürliche Veränderung der Nahrung; hinzu kommt die von ihm ausgehende Belastung durch Elektrosmog. Neben den relativ starken, niederfrequenten Wechselfeldern ist die hochfrequente Strahlung im Mikrowellenbereich problematisch. Auch bei perfekt abgeschirmten Geräten gibt es eine Leckstrahlung, die zu Gesundheitsschäden führen kann. Um den in Russland geltenden Grenzwert einzuhalten, müssten Sie zu einem eingeschalteten Gerät deutlich mehr als 4 m Abstand halten. Wenn Tür und Dichtung nicht optimal abschirmen, entsprechend mehr.

Ein Koch, der während der Arbeit in seiner Küche tot umgefallen war, wurde obduziert, um die Todesursache festzustellen: Sein Herz erwies sich als regelrecht gekocht. Bei Elektrosmogmessungen in der Küche musste man feststellen, dass die Türdichtungen des Mikrowellenherdes beschädigt waren und dass er auf Herzhöhe von einer gebündelten Leckstrahlung getroffen wurde.

In Russland, wo man sehr früh die Auswirkungen der Mikrowellenstrahlung untersucht hat, wurde der Gebrauch von Mikrowellenherden im Jahr 1976 gesetzlich verboten. Auf Druck der Industriestaaten musste dieses Verbot 1989 wieder aufgehoben werden. In Russland scheint man die Gefahren der Mikrowellenstrahlung aber weiterhin sehr ernst zu nehmen: Der Grenzwert liegt dort für die maximal tolerierbare Leistungsflussdichte bei 0,01 mW/cm2 – 1000-mal tiefer als in den USA und der EU!

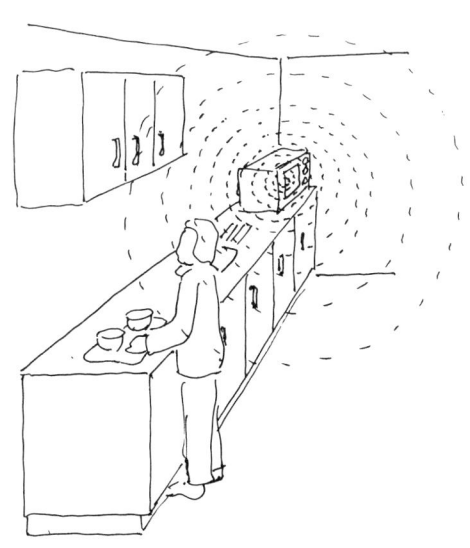

Mikrowellenherd.
Halten Sie bei Betrieb möglichst großen Abstand zum Gerät, schauen Sie nie durch die Tür, und schicken Sie die Kinder aus dem Raum. Auch bei einwandfreien Geräten kann die Leckstrahlung nachgewiesenermaßen zu Augenschäden (grauer Star) oder zu Verbrennungen unter der Haut (Krebsursache) führen.
Vorsicht: Die Strahlung durchdringt auch Wände!

Elektrosmog aus dem Mikrowellenherd:
Mikrowellenstrahlung, wie sie im Umfeld eines laufenden Mikrowellenher-
des entsteht, wird – laut Bericht des Instituts für Strahlenhygiene des
Bundesgesundheitsamtes (BGA) – mit folgenden Auswirkungen in Zu-
sammenhang gebracht:
* *Beeinflussung der Hormone von Schilddrüse und Nebenniere,*
* *Störung enzymatischer Prozesse,*
* *Beeinflussung des Zellwachstums und Chromosomenveränderungen,*
* *Trübung der Augenlinsen,*
* *Veränderung von Konzentration und Funktion der Blutbestandteile*
  und Hormone im Gehirn.

**Am besten verwenden Sie Ihrer Gesundheit zuliebe keinen Mikro-
wellenherd.**
* **Wenn Sie auf den Mikrowellenherd nicht verzichten wollen,
  lassen Sie Ihre Kinder vor dem Einschalten einen Sicherheits-
  abstand von mindestens 5 m einnehmen.**
* **Wenn Ihr Gerät auf Brusthöhe eingebaut ist, sollten Sie bei
  Betrieb mindestens 2 m Abstand halten, um das Risiko von
  Brustkrebs zu verringern.**
* **Vermeiden Sie bei laufendem Gerät den Blick durch die Türe.
  Die Augen können wegen der schlechten Durchblutung die
  Hitze kaum ableiten und trüben sich vorzeitig.**

Hochspannungsleitungen

Der Strom aus der Steckdose muss in den meisten Fällen über lange
Zuleitungen zum Verbraucher geführt werden. Dies geschieht über die
Hochspannungsleitungen, die auf hohen Masten quer durchs Land gezogen werden. Um Stromverluste und unnötige Kabeldicken zu vermeiden,
wird die Spannung – je nach Länge und Leistung der Zuleitung – stark
erhöht. Typisch sind dabei Spannungen von 20 kV (20 KV = 20 000 V),
110 kV, 220 kV oder sogar 380 kV und mehr. In Trafostationen wird diese Hochspannung für den Endverbraucher auf 220 V herunter transformiert.

Je stärker die Spannung und je größer der Stromverbrauch der Leitung, desto mehr Abstand sollte man für den Daueraufenthalt halten. (Welche Spannung Ihre nächste Hochspannungsleitung aufweist, kann Ihnen das Elektrizitätswerk sagen.)
Bei bewohnten Häusern gilt folgende Faustregel für den absoluten Mindestabstand:

- **Deutlich mehr Abstand in Metern als die Freilandleitung an Spannung in Kilovolt (kV) aufweist:**
- **Bei 20 kV Spannung heißt dies deutlich über 20 m Abstand zur Leitung.**
- **Bei 380 kV Spannung heißt dies deutlich über 380 m Abstand zur Leitung.**

Wesentlich genauer geht es mit einem Messgerät: Die magnetische Flussdichte sollte für den Daueraufenthalt 20 nT (Nanotesla) nicht überschreiten.

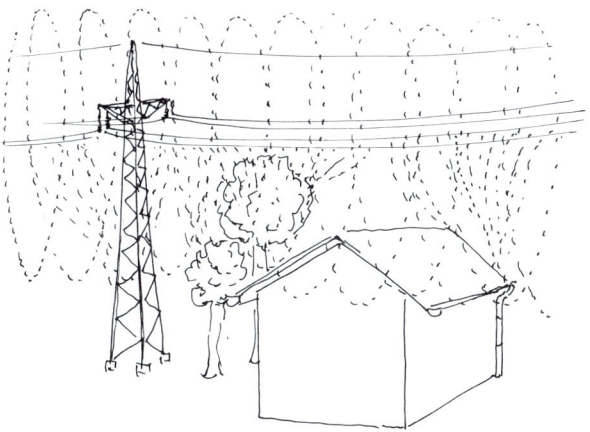

Hochspannungsleitung.
Das elektrische Feld sucht sich den Weg des geringsten Widerstands und wird größtenteils über Dachrinnen, Blitzableiter, Metallgitter und Bepflanzung abgeleitet. Eine gut geerdete Abschirmung über ein Drahtnetz kann bei Bedarf hilfreich sein.
Das magnetische Feld durchdringt dagegen die Baustruktur fast ungehindert und kann im Organismus zu erheblichen Störungen führen.

Die verschiedenen Elektrosmog-Komponenten einer Hochspannungsleitung:

Leitung hat	Elektrosmog	Sanierung
elektrisches Wechselfeld gemessen in V/m (Volt pro Meter)	Bei feuchten Wetterlagen hört man bei Hochspannungsleitungen oft ein Knistern, welches starke Entladungen des elektrischen Feldes sind. Das elektrische Feld entlädt sich aber auch unhörbar über feuchte Oberflächen, wie zum Beispiel über die Haut des Menschen. Im Gegensatz zum magnetischen Feld lässt sich das elektrische Feld mit einer geeigneten Erdung abschirmen.	Das elektrische Feld kann mit einem gut geerdeten Gitternetz an der Außenfassade des Hauses in die Erde abgeleitet werden. Auch Bäume oder an geerdeten Metalldrähten gezogene Spaliere bieten hierbei einen relativ guten Schutz.
magnetisches Wechselfeld gemessen in nT (Nanotesla)	Das magnetische Wechselfeld versetzt alle elektrischen Ladungsträger in der Nähe in Bewegung. Es durchdringt alle Materialien ungehindert, mit Ausnahme teurer MU-Metalle, die in der Weltraumforschung eingesetzt werden. Im menschlichen Körper und andern biologischen Systemen induziert das Magnetfeld einen Wechselstrom, der zu diversen Störungen führen kann.	Das magnetische Feld lässt sich – außer mit teuren MU-Metallen – nicht abschirmen. Weil es Wände und Haus problemlos durchdringt, kann man sich nur mit genügend Abstand davor schützen.
hochfrequente Anteile	Für Steuerungen und Datenaustausch lassen sich über die Stromleitung auch hochfrequente Signale übermitteln. Unter bestimmten Umständen überlagern sogar Funksignale naher Antennen den Haushaltsstrom. Das Powerline-Projekt, das den Internetanschluss über das Stromkabel ermöglichen will, kann mit einer unvorstellbaren Zahl digitaler Impulse dazukommen. Leider sind diese hochfrequenten Signale biologisch sehr schlecht verträglich.	Um die hochfrequenten Signale der Überlandleitungen abzuschirmen, müsste man das ganze Haus mit einem engmaschigen Metallnetz umhüllen. Dies wäre weder machbar noch sinnvoll. Innerhalb des Hauses kann ein Hochfrequenzfilter beim Sicherungskasten zumindest die internen Leitungen von diesen Anteilen befreien.

In vielen Studien wurden die Gefahren der von Hochspannungsleitungen ausgehenden Belastung untersucht. Die meisten decken sich in ihren Ergebnissen. Unter anderem wurde der Zusammenhang von Hochspannungsleitungen und Leukämie bei Kindern mehrfach erforscht.

Schon bei einer Leistungsflussdichte von 300 nT (Nanotesla) musste man bei Jugendlichen ein 4-mal höheres Risiko für Krebs, Leukämie oder Hirntumor feststellen.

Zum Vergleich: In Europa gilt der vom ICNIRP festgelegte Grenzwert von 100 000 nT. In der Baubiologie gilt ein 5000-mal tieferer Wert, nämlich 20 nT.

Funkstrahlung verschiedener Antennen

Wenn für die Übertragung elektrischer Signale keine Leitungen vorhanden sind, können sie mittels Sende- und Empfangsantennen durch den Luftraum geschickt werden. Auf diese Weise werden heute unglaublich viele Informationen hin und her gesendet: Zu Beginn war dies vor allem der Rundfunk, der die verschiedenen Radioprogramme von erhöht montierten Antennen zu den Radiogeräten gesendet hat. Später kamen Fernsehen, Funkdienste, Radarüberwachung, Datenübermittlung, Satellitenprogramme, Mikrowellensender, Mobilfunk verschiedener Generationen, GPS (Global Positioning System), Funkfernsteuerungen, drahtlose Telefone, drahtlose Internetzugänge, Fernbedienungen und vieles andere dazu. Heute sind wir auf der Erde flächendeckend mit Antennen und Satelliten umgeben, die uns mit verschiedensten Frequenzen und Leistungsdichten rund um die Uhr bestrahlen.

Dabei werden zum Teil Frequenzen benutzt, die auch von der Natur seit Jahrmillionen verwendet werden. Es kommt zu einer immer stärker werdenden technischen Überlagerung der natürlichen Frequenzmuster und in der Folge zu biologischen Störungen. (Näheres dazu im Kapitel »Risikofaktor Mobilfunk«.)

Wie stark sich die Abstrahlung einer Antenne auf ein biologisches System auswirkt, hängt von vier verschiedenen Faktoren ab:
- **Leistung der Antenne:** Die leistungsstärksten Antennen sind Rundfunkantennen für Radio und Television sowie Radaranlagen für Militär und Zivilluftfahrt. Je nach erzielter Reichweite einer Antenne, muss sie über eine entsprechende Leistung verfügen. Zum Vergleich: Wer über eine weite Entfernung verstanden werden möchte, muss wesentlich lau-

ter reden als beim Gespräch mit seinem Gegenüber. So wie in einem überfüllten Wirtshaus jeder unverhältnismäßig laut spricht, sind bei der aktuellen Antennendichte die einzelnen Leistungen auch weit überhöht. Was man am Beispiel Wirtshaus Lärmpegel bezeichnet, wird bei den Antennen Leistungsdichte genannt. Je mehr Abstand man zu Antennen hat, desto kleiner wird die Leistungsdichte und damit das gesundheitliche Risiko. Was erstaunen mag: Wenn alle Antennen »leiser drehen« würden, könnte die flächendeckende Bestrahlung – also die Leistungsdichte aller Antennen – erheblich reduziert werden! Gleichzeitig würde man viel Strom sparen. Aber erzählen Sie mal in einem lauten Wirtshaus, es solle doch bitte jeder etwas leiser sprechen …

• **Dauer der Exposition:** Biologische Systeme reagieren auf lang andauernde Reize um ein Vielfaches sensibler als auf eine kurzzeitige Exposition. Problematisch ist hierbei, dass sich die bestehenden Grenzwerte auf Kurzzeitexposition abstützen, obwohl Natur und Mensch diese Reize andauernd verarbeiten müssen. Jeder kennt die Situation, wenn einem ein anderer Mensch andauernd die Ohren voll quatscht. Man sehnt sich erst nach einer Pause, dann verschließt man sich, wird daraufhin immer gereizter und droht schließlich zu explodieren. Analog verhält es sich mit dem flächendeckenden Elektrosmog: Je mehr neue Systeme und Antennen dazu kommen, desto mehr müssen wir mit Kurzschlusshandlungen leben lernen.

• **Frequenzband der Antenne:** Jedes Funksignal nutzt eine ihm gesetzlich vorgeschriebene Frequenz – gewissermaßen die Tonhöhe der Übertragung. Je höher die Frequenz, desto kürzer ist ihre Wellenlänge. Zum Vergleich: Die tiefen Töne haben beim Klavier lange Saiten, die hohen kurze. Bei den Funkwellen unterscheiden sich die Distanzen allerdings weit stärker als beim Klavier: Bei Langwellensendern liegen die Wellenlängen im Kilometerbereich, beim UKW sind sie noch zirka 3 m, beim Mobilfunk D-Netz etwas über 30 cm und bei Fernsehsatelliten sogar unter 3 cm. Hochfrequenz und Mikrowellen können deshalb in Körperstrukturen sehr schnell auf Resonanz stoßen, wenn sich die Größen entsprechen. Es verhält sich wie bei einem Klavier, dessen Saiten anklingen, wenn in der Nähe ein entsprechender Ton erzeugt wird. Eine Wellenlänge tritt sogar dann in Resonanz, wenn die Saite ½ oder ¼ der Wellenlänge entspricht. Viele Funksysteme nutzen heute Wellenlängen, die in der Natur und beim Menschen überall vorkommen.

• **Frequenzmuster der Antenne:** Ein Signal kann direkt auf die Sendefrequenz moduliert werden. Dies ist das Prinzip, nach dem unsere Stimmbänder funktionieren: Durch unterschiedliche Spannung wird der Ton in Höhe und Lautstärke moduliert. Man nennt diese Übertragungsart analog: Das Signal wird direkt über sinusförmige Wellenmuster gesendet. Wie beim Computer lässt sich ein Signal jedoch vor dem Senden auch zuerst abändern. Es wird in eine Art Morsesprache übersetzt, die letztlich nur aus zwei Einzelzeichen besteht: Eins oder Null. Diese Übertragungsart nennt man digital. Sie erlaubt, mehr Informationen in kürzerer Zeit mit weniger Qualitätseinbußen zu senden. Aus diesem Grund werden immer mehr analoge Sender durch digitale ersetzt. Leider reagieren aber biologische Systeme viel empfindlicher auf digitale als auf analoge Sendeimpulse. Das zerhackte Signal kann der Körper viel schlechter integrieren, weil es in dieser Art in der Natur so nicht vorkommt. Beim Mobilfunk und bei den DECT-Telefonen wird die Signalübermittlung gleichzeitig noch gepulst, das heißt in komprimierten Datenpaketen mit dazwischen liegenden Pausen gesendet. Diese stoßweise gesendeten Datenpakete erschweren es Natur und Mensch zusätzlich, die Bestrahlung zu verarbeiten.

Der Elektrosmog von Antennen gefährdet Natur und Mensch durch folgende Faktoren:

• **Die Leistung aller umliegenden Antennen:** Hier fallen Fernseh- und Radioantennen sowie Radaranlagen am stärksten ins Gewicht.
• **Die Dauer der Exposition:** Wenn man ständig Antennen – also auch nachts – ausgesetzt ist, erhöht sich das Gesundheitsrisiko massiv.
• **Die Wellenlänge der gesendeten Signale:** Ab Frequenzen über 300 MHz tritt der Körper zunehmend in stärkere Resonanz mit der Strahlung.
• **Das verwendete Sendemuster:** Digitale Übertragungstechnik und gepulste Datenpakete erweisen sich als vielfach schädlicher.

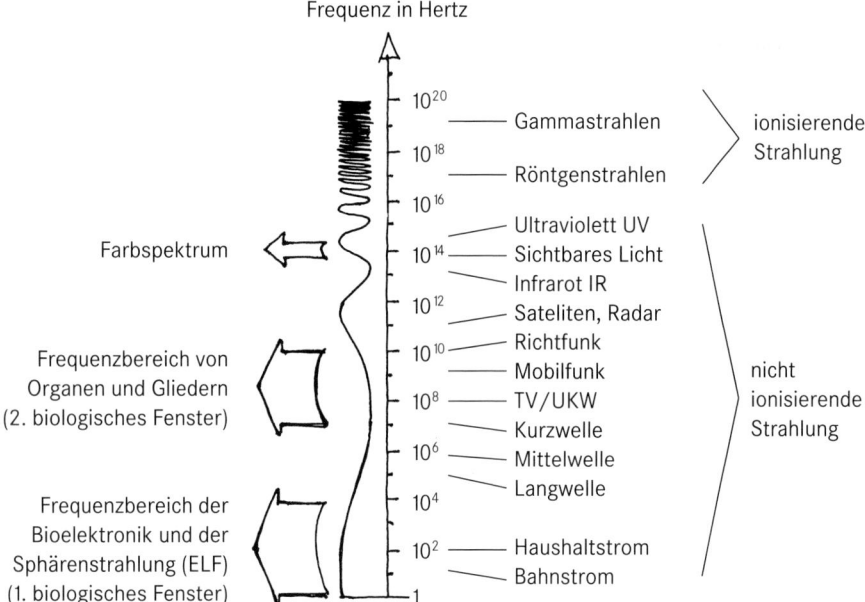

Frequenz in Hertz

Farbspektrum

Frequenzbereich von
Organen und Gliedern
(2. biologisches Fenster)

Frequenzbereich der
Bioelektronik und der
Sphärenstrahlung (ELF)
(1. biologisches Fenster)

10^{20}	Gammastrahlen
10^{18}	Röntgenstrahlen
10^{16}	
	Ultraviolett UV
10^{14}	Sichtbares Licht
	Infrarot IR
10^{12}	Sateliten, Radar
10^{10}	Richtfunk
	Mobilfunk
10^{8}	TV/UKW
	Kurzwelle
10^{6}	Mittelwelle
	Langwelle
10^{4}	
10^{2}	Haushaltstrom
	Bahnstrom
1	

ionisierende
Strahlung

nicht
ionisierende
Strahlung

Frequenzen von Natur und Technik. Um sich auf technischer Ebene gegenseitig möglichst wenig zu stören, benutzen die verschiedenen Funksysteme unterschiedliche Frequenzen. Dabei überlagern sie jedoch Frequenzbereiche, die von der Natur benutzt werden. Die Folgen sind größtenteils noch nicht erforscht.

Biologische Systeme erweisen sich als besonders anfällig in zwei Bereichen, die man biologische Fenster nennt:

• Im ersten biologischen Fenster zwischen 1 Hz und 10 kHz findet man viele Steuerfrequenzen, die zum Beispiel das Drüsensystem mit beeinflussen. Es sind gepulste Gleichfelder (Spherics), die mit der Erde in Resonanz stehen (zum Beispiel die Schumannfrequenz von etwa 8 Hz). Der elektrische Strom und verschiedene technische Taktfrequenzen (zum Beispiel Funktelefon und Handy) liegen in diesem Bereich und können die Informationsübertragung der Nervenzellen stören.

• Im zweiten biologischen Fenster zwischen 10 MHz und 10 GHz erweisen sich bei Mensch, Tier und Pflanze viele Organe und Strukturen als stark resonanzfähig. In diesem Bereich findet man unzählige Sendeanlagen (zum Beispiel Mobilfunk), welche die Zellfrequenzen bis zu Erbgutveränderungen stören können.

Unter den unzähligen Antennensystemen sind hier die gängigsten außerhalb des Hauses in Kürze beschrieben. Sie unterscheiden sich in Funktionsweise, Leistungsabgabe, Sendemuster und Frequenzband.

Skizze	Antennenart	Risikoeinschätzung
	Rundfunk- und Fernsehsender. Sie strahlen mit hoher Leistung in alle Richtungen über ein großflächiges Gebiet. Um den gesetzlichen Grenzwert einzuhalten, werden sie auf hohen Türmen installiert.	Wegen der hohen Leistung ist die Belastung im näheren Umkreis sehr hoch. Dazu kommt, dass nun viele analoge Sender auf digitale Technik umrüsten wollen. Damit wird das Risiko zusätzlich erhöht.
	Militär-, Flug- und Schiffsradar. Um eine Achse drehend, bestrahlen sie die Umgebung stark um reflektierende Objekte zu erfassen.	Im direkten Funkstrahl ist das Risiko extrem hoch. Da die Antenne ständig dreht, ist man dem Impuls jedoch immer nur einen kurzen Moment ausgesetzt.
	Satelliten. Aus großer Höhe decken sie riesige Flächen praktisch gleichmäßig ab. Sie werden für Television, Kommunikation, Überwachung, Wetterdienst, Navigation und vieles mehr eingesetzt.	Wegen der großen Distanz ist man nur einem schwachen Risiko ausgesetzt, dafür allerdings pausenlos. Innerhalb von Gebäuden wird das Signal zusätzlich abgeschwächt.
	Mobilfunkantennen. Da ihre Leistungsabgabe im Vergleich zu Rundfunkantennen relativ gering ist, braucht es ein stark verzweigtes Netz von Tausenden von Antennen, um möglichst überall zu funktionieren.	Sie stellen fast flächendeckend vermutlich das größte Risiko dar, weil man vielerorts von mehreren Antennen umgeben ist. Durch die gepulste Digitaltechnik ist es biologisch am unverträglichsten.

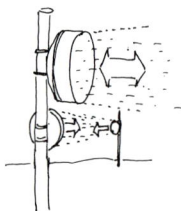

Richtfunkantennen.
Um ein Signal von einem Ort zum andern zu senden, werden Parabolspiegelantennen eingesetzt. Auf diese Weise werden zum Beispiel einzelne Mobilfunkantennen miteinander verbunden.

Obwohl die Leistung vieler Richtfunkantennen relativ klein ist, befindet man sich innerhalb des Strahls in einer sehr gefährdenden Zone. Da der Streuwinkel oft mehr als 3° beträgt, ist dieser Bereich viel größer als oft behauptet wird.

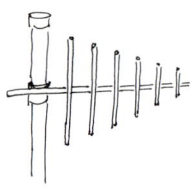

Funkdienste.
Es gibt unzählige und vielfältige Funkdienste mit, je nach Reichweite, beachtenswerten Leistungsabgaben.

Hier kommt es darauf an, mit welcher Leistung gesendet wird. Eine genaue Risikoeinschätzung kann man letztlich nur messtechnisch erhalten.

Funkstrahlung stellt einen rasch anwachsenden Anteil des Elektrosmogs dar. Nicht nur elektrosensible Menschen sollten jede übermäßige Exposition vermeiden. Da man über Langzeitauswirkungen noch stark im Ungewissen ist, gilt die Devise: Vorbeugen ist besser als heilen.

- **Vermeiden Sie nach Möglichkeit Wohnungen, die in unmittelbarer Nähe größerer Antennen liegen.**
- **Achten Sie insbesondere darauf, dass Ihre Wohnung nicht zwischen zwei Antennen liegt, die per Richtstrahl miteinander verbunden sind.**
- **Seien Sie sich bewusst, dass in Ballungsgebieten die Exposition mit der Höhe zunimmt: Die obersten Wohnungen eines Hochhauses sind vielfach stärker exponiert als die unteren.**
- **Vermeiden Sie zusätzliche private Belastungen durch Funktelefone, drahtlose Geräteverbindungen, Mobilfunktelefone und Ähnliches.**
- **Achten Sie darauf, dass Ihr Bettplatz an einer Stelle mit möglichst geringer Belastung steht. Es gibt einfache Hochfrequenztestgeräte, mit denen Sie sich ein Bild Ihrer persönlichen Situation machen können (siehe Kapitel »Einfache und erschwingliche Messgeräte«).**
- **Lassen Sie sich im Zweifelsfall Ihre Wohnung von einem Baubiologen ausmessen.**

Risikofaktor Mobilfunk

Rundumbestrahlung im Dienst der Mobilität

Damit man beim Einkaufsbummel oder beim Waldspaziergang jederzeit telefonieren kann, ist für einen störungsfreien Anschluss ein riesiges Aufgebot an Antennen notwendig. Beim Telefonieren mit dem Handy wird das Signal kugelförmig vom Handy ausgesendet und von der nächsten Antenne empfangen. Von dort wird es zum Teil über weite Distanzen und über mehrere Antennen zu einer Zentrale geschickt, welche die Verbindung zum andern Teilnehmer herstellt. Von dort wird es wiederum in dasjenige Antennennetz geleitet, das dem angerufenen Abonnenten am nächsten liegt. Zuletzt verlässt das Signal breitflächig die ihm nächste Sendeantenne, um schließlich die kleine Antenne in seinem Handy zu erreichen. In abgelegenen Gebieten hüpft das gesendete Signal erst über zahlreiche Antennen, bevor es an der richtigen Stelle landet. Jede Antenne bestrahlt dabei eine mehr oder weniger große Fläche. Vergleicht man die Energie, die auf diesem Weg von den einzelnen Funkantennen aufgewendet wird, mit derjenigen, die letztlich beim Handy ankommt, stellt man fest, dass der geleistete Energieaufwand der Antennen millionenfach höher ist als der Teil, der letztlich beim Handy ankommt.

Zum Vergleich: Beim Telefon mit Drahtanschluss wird das Signal einfach über ein Kabel zur Zentrale und von dort zum Kabel des andern Gesprächsteilnehmers geführt. Bei langen Strecken über Kupferleitungen werden Zwischenverstärker eingesetzt; bei der nahezu verlustfreien Glasfasertechnik braucht es nicht einmal mehr diese. Der Festanschluss über Kabel benötigt gegenüber dem Mobilfunk einen verschwindend kleinen Anteil Strom.

Beim Mobilfunk wird also der absolut größte Teil der aufgewendeten Energie durch die Antennen flächendeckend und ungenutzt als Elektrosmog verschleudert. Hinzu kommt, dass der so entstehende Elektrosmog wegen der parallelen Netze unterschiedlicher Betreiber sogar noch mehrfach produziert wird.

Die Effizienz des Mobilfunks kann man sich folgendermaßen bildhaft machen: Um ein Glas Wasser zu füllen, setzen wir einen 50 m entfernten Rasensprenger in Betrieb und sammeln die paar Tropfen ein, die noch den Weg bis zum Glas finden. Den Rest des Wassers verschleudern wir einzig aus dem Grund, um gleichzeitig losgelöst vom Wasserhahn auf der Wiese umhergehen zu können. Leider sind die von den Antennen abge-

sandten Wellen für Mensch und Natur nicht so unbedenklich wie das
Wasser für die Wiese. Es sind die Wellen solcher Funkantennen, die maß-
gebend den Begriff Elektrosmog geprägt haben – und dies nicht ohne
Grund.

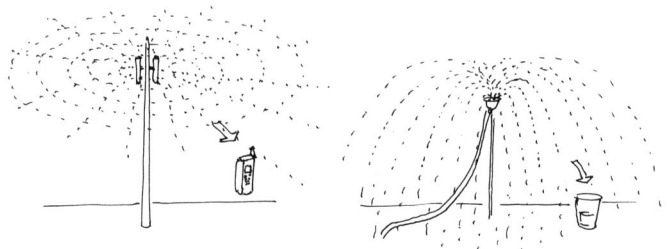

Um ein Gespräch zu einem mobilen Telefon aufbauen zu können, wird in der
Nähe das ganze Umfeld bestrahlt. Das ist etwa gleich effektiv, wie wenn man
ein Glas Wasser aus großer Distanz mit dem Rasensprenger füllen würde.

Funktionsprinzip des Mobilfunks

Ein Netz von Basisstationen – Funkzellen genannt – überspannt flächendeckend das Land. Sie haben eine Reichweite von mehreren Kilometern
und versuchen, in möglichst alle Winkel und Täler zu gelangen. Untereinander sind sie oft per Richtstrahlantenne miteinander verbunden: Das
sind die kleinen runden, horizontal ausgerichteten Trommeln, die zur
nächsten Antenne direkten Sichtkontakt haben.

Solange nur wenig Menschen ein Handy benutzen, reicht das Netz
von Basisstationen aus. In dicht besiedelten Regionen mit vielen Abonnenten werden von den Basisstationen aus die Mikrozellen bedient, welche viele zusätzliche Gespräche ermöglichen. In Bahnhöfen, Einkaufszentren, Sportstadien und Innenstädten müssen die Antennen noch
dichter gesetzt werden. Dort sind etwa alle 100 m die kleinen Picozellen
installiert. Da die Notwendigkeit stets neuer Antennen in der Bevölkerung zu einem wachsenden Gegendruck geführt hat, werden die Antennen heute möglichst unsichtbar angebracht (zum Beispiel hinter Leuchtreklamen, Dachvorsprüngen oder Deckenverschalungen). Bei Mikro- und
Picozellen ist dies schon deshalb leicht möglich, weil dazu keine offiziel-
le Baubewilligung mehr erteilt werden muss.

Basisstation und Mikrozellen.
Heute ist mehr oder weniger jeder Wohnort von mehreren Antennen verschiedener Netzbetreiber umgeben. Diese Antennen strahlen ununterbrochen 24 Stunden am Tag auf einer Mikrowellenfrequenz von 900 oder 1800 MHz und einer Wellenlänge von etwa 33 oder 17 cm. Im Körper treffen diese Wellen auf Strukturen gleicher Größenordnung und überlagern die körpereigenen Frequenzen. Wissenschaftlichen Untersuchungen zufolge wirkt sich dies besonders in Kinderköpfen problematisch aus, weil es durch ihre Größe zu einer stärkeren Resonanz kommt.

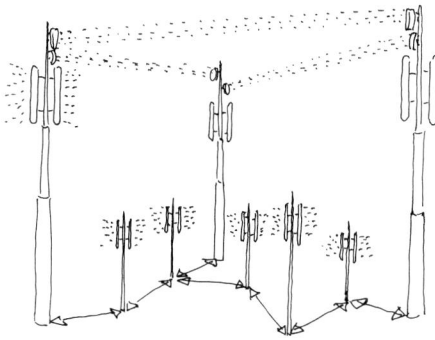

Richtfunkantennen.
Wo Mobilfunkantennen nicht kostengünstig über Kabelanschlüsse angeschlossen werden können, sind sie mit Richtfunkantennen verbunden. Diese sollten das Signal theoretisch von Punkt zu Punkt senden. In der Praxis senden sie jedoch mit einem mehr oder weniger großen Öffnungswinkel. Gute Richtstrahler weisen einen Öffnungswinkel von nur 3° auf. Bei einer zu überbrückenden Distanz von mehreren Kilometern wird auch bei diesen eine Fläche von weit über 100 m Radius mit einer Sendefrequenz von 23 bis 38 GHz bestrahlt. Elektrobiologisch gesehen sind diese Frequenzen wegen ihrer kurzen Wellenlänge von 0,8 bis 1,3 cm äußerst problematisch: Sie treten im Organismus mit Strukturen gleicher Größenordnung in Resonanz und stören die Zellkommunikation.

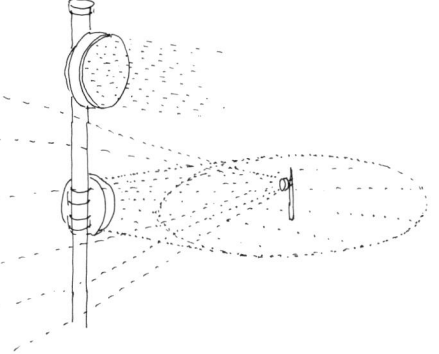

»Der Mensch reagiert bereits auf kleinste Hochfrequenzreize ab einer Stärke von 0,1 $\mu W/m^2$. Hier ist schon die veränderte Kalziumabgabe menschlicher Hirnzellen feststellbar. Je näher man an einer Sendeanlage lebt, umso ungünstiger die Bedingungen. In der Gentechnik werden Mikrowellen geringer Intensität eingesetzt, um Zellen zu verändern.«

Dr. Ing. Georg Bahmeier, Mikrowellenexperte
der Bundeswehruniversität (1992)

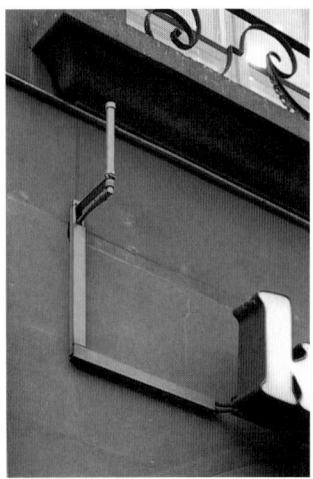 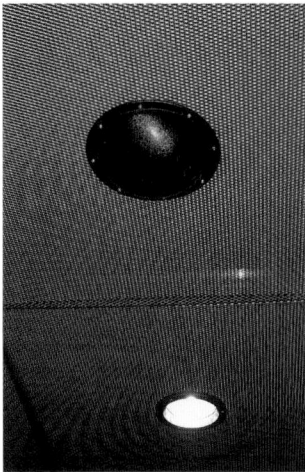

Links: In Innenstädten sind die Mobilfunkantennen (Picozellen) so klein, dass sie bequem alle 100 m neben oder hinter Leuchtreklamen verborgen werden können.

Rechts: In Bahnhöfen und Einkaufszentren sind die Antennen noch diskreter: Sie lassen sich dort nur noch per Messgerät aufspüren.

Digitale Sendetechnik

Wie bei vielen andern Funkanlagen hat man im Mobilfunk nach dem C-Netz von analoger zu digitaler Sendetechnik umgestellt (zum Beispiel beim D- und E- Netz). Technisch liegt der Vorteil darin, dass sich die einzelnen Gespräche gegenseitig weniger stören und in besserer Sprachqualität übermittelt werden. Wie beim Computer oder beim CD-Player wird die Sprache erst in ein digitales Signal umgewandelt, bevor sie gesendet wird. Auf diese Weise ist es zudem einfacher, Text- und Bilddaten zu übermitteln.

Während ein analoges Signal gewissermaßen alle Klangfarben im gesendeten Signal enthält, besteht ein digitales letztlich nur noch aus

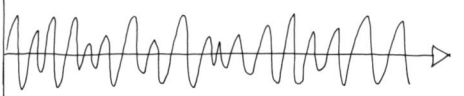

Sendemodus.
Ein analoges Signal ist eine modulierte Schwingung, die Tonhöhe und Intensität verändert.

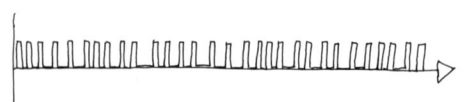

Ein digitales Signal sendet nur noch eine lange Abfolge von Impulsen und Leerzeichen. Dieses System lässt sich nur mit extrem hohen Frequenzen (Mikrowellen) übertragen, weil es allein für einen einzelnen Laut mehr Zeichen benötigt, als hier dargestellt sind.

zwei Zeichen: Eins oder Null. Während eines Gesprächs misst das Handy 8000-mal in der Sekunde den vom Mikrofon aufgenommenen Ausschlag und rechnet ihn vor dem Senden in einen binären Zahlenwert um. Der Empfänger setzt diese einzelnen Datenbrocken dann wieder in ein zusammenhängendes Signal um.

Ein analoges Signal wird vom Körper viel besser vertragen als ein digitales, obwohl dieses oft mit weniger Leistung gesendet wird. Die scharfen, regelmäßig getakteten Impulse der Digitaltechnik scheinen den Organismus erheblich schneller aus dem natürlichen Rhythmus zu bringen als Signale, die auf der analogen Sinuswelle basieren.

Ab einer bestimmten Dosis funktioniert die organische Störung so zuverlässig, dass man in China Mikrowellen für die Geburtenkontrolle einsetzt: Nach kurzer Bestrahlung – zum Beispiel nach der Entbindung – lässt sich so ohne operativen Eingriff eine unwiderrufliche Sterilisation vornehmen. In erster Linie wird dies bei Frauen eingesetzt, funktionieren würde es aber auch zuverlässig bei Männern. Wie es sich dabei mit den Risiken und Nebenwirkungen verhält, ist zur Zeit noch nicht bekannt. Mit einer Zunahme der Krebsrate an den Geschlechtsorganen muss jedoch gerechnet werden.

Auch in der Genmanipulation werden Zellen mit schwach dosierten Mikrowellen bestrahlt, um sie für das Einschleusen fremder Gene zu öffnen.

Die Pulsfrequenz

> »Wäre die gepulste Hochfrequenz ein Lebensmittel, dürfte sie nicht zugelassen werden, weil zu viel Unsicherheit über deren Auswirkung besteht.«
>
> Gerard Hyland, The Lancet, GB

Um möglichst viele Gespräche gleichzeitig übertragen zu können, nutzt man im Mobilfunk folgende Technik: Auf demselben Kanal bedient man mit kurzer zeitlicher Verschiebung gleichzeitig bis zu 8 Teilnehmer. Ähnlich wie beim Simultanschach, bei dem ein Meister von Brett zu Brett geht, um mit mehreren Gegnern gleichzeitig zu spielen, versorgt ein Antennenmodul pulsartig bis zu 8 Handys. Während der Schachmeister immerhin einige Zeit benötigt, um nach einer Runde wieder beim selben Brett zu stehen, bedient die Mobilfunkantenne ein einzelnes Handy alle

0,0046 Sekunden (= 4,6 Millisekunden mS) mit einem Datenpaket. Anstelle einer kontinuierlichen Signalübermittlung, tauschen sich Handy und Antenne in diesen kurzen Datenbrocken aus. Man nennt dies ein gepulstes Signal. Neben der effektiven Sendefrequenz verursacht Mobilfunk deshalb auch eine Pulsfrequenz. Telefoniert nur ein Teilnehmer, beträgt diese Pulsfrequenz 217 Hz, telefonieren 8 Teilnehmer über dieselbe Antenne, entsteht eine Pulsfrequenz von 1736 Hz.

Dieses Pulsieren stellt einen der problematischeren Faktoren des durch Mobilfunk erzeugten Elektrosmogs dar: Es trifft zum Teil den Takt körpereigener Rhythmen, die bei der Zellkommunikation verwendet werden, und stört dadurch das Nervensystem. Auf diese Weise entstehen Symptome wie Tinnitus, wandernde Gliederschmerzen, Herzrhythmusstörungen, unwillkürliches Muskelflattern oder Störungen im Drüsensystem.

In Amerika hat man diese Problematik schon früh erkannt und sich für ein Mobilfunksystem ohne Pulsfrequenz entschieden.

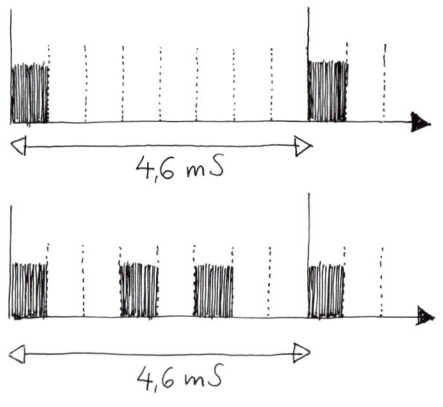

Gepulste Strahlung. Jedes einzelne Handy wird einmal alle 4,6 mS in einem kurzen Zeitschlitz pulsweise bedient. Bei nur einem Gespräch über dieselbe Antenne ergibt sich das obere Sendebild. Kommen weitere Teilnehmer hinzu, wird ihnen ein freier Platz zugewiesen. Bei 3 Gesprächen kann dies das untere Sendebild ergeben. Pro Antenne können bis zu 8 Teilnehmer telefonieren. Je nachdem, wie viele Teilnehmer gerade über dieselbe Antenne telefonieren, entsteht stufenweise eine Pulsfrequenz von 217 bis 1736 Hz. Dies ist dann sozusagen der Rhythmus, der über ein flächendeckendes Antennennetz auf unserem Nervensystem Schlagzeug spielt.

Ein digital gepulstes Signal ist langfristig für den Organismus – trotz schwacher Leistung – sehr problematisch. Gegenüber einem Handy, das man selbst abstellen kann, senden die umliegenden Antennen ununterbrochen. Weil sich die Dauerbestrahlung viel problematischer auswirkt als eine kurzzeitige Belastung, ist es ratsam, zu Mobilfunkantennen eine möglichst große Distanz zu wahren.

Immer neue Mobilfunkgenerationen

Wenn man das Handy nicht nur für Gespräche, sondern gleichzeitig auch zum Senden großer Grafiken, zum Surfen im Internet oder zum Downloaden von Dateien verwenden möchte, stößt es verständlicherweise an eine technische Grenze: Es wird dazu einfach zu langsam. Aus diesem Grund arbeitet man immer wieder an neuen Netzen, zum Beispiel am UMTS, das vielfach schneller ist. Mit seiner noch höheren Frequenz (je nach Betreiberlizenz zwischen 1,9 und 3 GHz) und seiner kürzeren Wellenlänge ist es jedoch auf ein dichteres Antennennetz angewiesen. In Zahlen ausgedrückt: Für UMTS benötigt man mindestens dreimal so viele Antennen mehr als beim bereits bestehenden D- und E-Netz.

Mit einem noch dichteren Netz und den noch höheren Frequenzen ist mit weiteren gesundheitlichen Belastungen in der Bevölkerung zu rechnen. Zwar warnen immer mehr Ärzte bereits seit vielen Jahren vor der nicht mehr von der Hand zu weisenden Schädlichkeit des Mobilfunks. Von Seiten der Betreiber und der Lizenz vergebenden Behörden wird jedoch immer noch beschwichtigt, dass es keinen wissenschaftlichen Beweis für eine Schädlichkeit gebe. Die Argumentation: Solange im Umfeld einer Antenne nicht alle Menschen demselben Hirnschlag oder Herzversagen erliegen, sondern völlig unterschiedliche Symptome aufweisen, gilt die Schädlichkeit des Mobilfunks streng wissenschaftlich als nicht bewiesen.

Zugunsten einer größeren Mobilität gibt es noch viele andere Systeme, die eine Belastung darstellen können. Vom Mobilfunk scheint zur Zeit jedoch flächendeckend die stärkste Gefahr auszugehen. Da immer mehr Daten durch den Luftraum ausgetauscht werden, wechselt man ständig zu noch höheren Frequenzen. Obwohl der Hertz'sche Anteil der Strahlung, der für die Erwärmung der Zelle verantwortlich ist, dabei weniger tief in den Körper eindringt, gibt es andere Anteile, die zu einer Verschärfung der Problematik führen.

Gemäß dem Nuklearmediziner Dr. M. Doepp und anderen Forschern gibt es deutliche Hinweise, dass sich höhere Frequenzen für den lebenden Organismus erheblich problematischer auswirken als niedrige – auch bei kleinerer Leistungsdichte! Der Grund liegt in den kurzen Wellenlängen, die mit wesentlich mehr Körperstrukturen in Resonanz treten können.

Ein anderer Aspekt, der aufhorchen lässt, kommt aus der Traditionellen Chinesischen Medizin (TCM): Direkt unter der Hautoberfläche liegen hunderte wichtiger Akupunkturpunkte, die mit feinster Sensibilität Ein-

wirkungen von außen aufnehmen und sie ins Körperinnere leiten. Diese Punkte befinden sich auf den Meridianen, die am besten mit elektrischen Leitungen verglichen werden und für das gesamte Organsystem Steuerfunktionen übernehmen. Mikrowellenimpulse können deshalb über die Meridiane direkten Einfluss auf alle Organe ausüben.

Die rechtliche Situation

»Viele Menschen fragen sich ernsthaft, warum ein hoher Mobilfunkmast mitten im Wohngebiet mal eben so errichtet werden darf, wo man sogar bei einer Gartenhütte mehr Auflagen hat.«

Dr. Gerd Oberfeld, Umweltmediziner
der Landessanitätsdirektion Salzburg (2000)

Für jede Mobilfunkantenne wird ein Standort gesucht, der die Übertragungsqualität im abzudeckenden Gebiet möglichst optimal gewährleistet. Die Betreiber setzen sich dabei mit Grundstücks- oder Gebäudebesitzern in Verbindung und bieten ihnen einen langjährigen Mietvertrag an. Wer sich als Standortgeber zur Verfügung stellt, kann mit bestimmten Mieteinnahmen rechnen, die je nach Antennengröße und Lage sehr unterschiedlich ausfallen.

Was die wenigsten Standortgeber wissen: Nach öffentlichem Recht haften sie selbst für die Schäden von Anlagen und Einrichtungen, die von ihrem Grundstück ausgehen! Solange die gesetzlich vorgeschriebenen Grenzwerte der Antenne eingehalten werden, haftet für allfällige Schäden also nicht der Antennenbetreiber, sondern der Besitzer des Grundstücks, auf welchem die Antenne steht. Kaum ein Standortgeber wird darüber ins Bild gesetzt, wenn er mit einem Antennenbetreiber einen Vertrag abschließt.

In der Nachbarschaft von Antennenstandorten hat die Haftung des Grundstücksbesitzers bereits zu Konflikten geführt. In der Hoffnung, sich ohne Arbeit zusätzlich etwas Geld zu verdienen, hat zum Beispiel schon manch Landwirt auf seinem Grundstück eine Antenne aufstellen lassen. In der Folge musste er ernüchtert feststellen, dass sich die Rate der Fehl- und Missgeburten und der ernsthaften Erkrankungen mehr als deutlich erhöht hat – und dies nicht nur im eigenen Stall, sondern auch bei den umliegenden Landwirten. Zwar können die daraus erwachsenden Haftansprüche der Nachbarn bis heute noch nicht geltend gemacht werden; liegt aber einmal der wissenschaftliche Beweis für die Schädlichkeit von Mobilfunkantennen vor, könnte sich dies schnell ändern. Allein der Verdacht der Nachbarn lastet schwer genug auf dem Standortgeber und hat vielerorts zu zähen Konflikten geführt.

Bei verschiedenen gewerblichen Betrieben hat eine neu errichtete Antenne zu schmerzhaften Boykottmaßnahmen von Seiten der Bevölkerung geführt. Da ein Vertrag mit Antennenbetreibern oft nur mit hohen Konventionalstrafen rückgängig gemacht werden kann, sollten vor einem Abschluss alle Konsequenzen im Voraus gut abgewogen werden. Abgesehen von den gesundheitlichen Einbußen verschlingt der durch eine Mobilfunkantenne entstandene Umsatzverlust in vielen Fällen ein Mehrfaches der dazu gewonnenen Mieteinnahmen.

»Mieter dürfen den Mietzins mindern, wenn sie sich durch eine nachträglich auf dem Dach ihres Hauses installierte Mobilfunkantenne beeinträchtigt fühlen. Es ist dabei belanglos, ob die Mobilfunkanlage rechtlich zulässig ist und alle gültigen Grenzwerte einhält.«
Richter Manfred Sehlke, Urteil Amtsgericht München (27.3.1998)

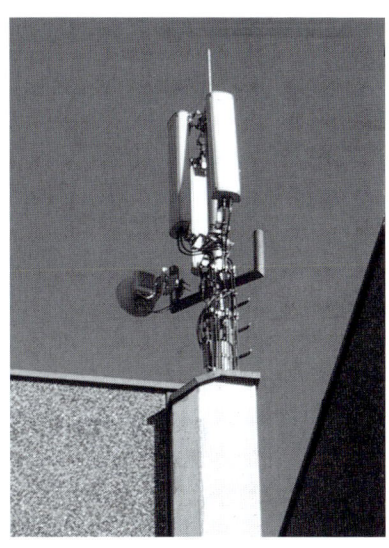

Eine auf dem Dach montierte Mobilfunkantenne kann für den Gebäudebesitzer schwerwiegende Folgen haben:
- Solange die Grenzwerte eingehalten werden, haftet er für allfällige Schäden in der Umgebung.
- Weil sich kaum jemand für ein Grundstück in Antennennähe interessiert, erleiden die Gebäude in der Umgebung eine Wertminderung von meist über 20 %.
- Mieter können wegen Verminderung der Wohnqualität die Forderung einer Mietzinsreduktion geltend machen.
- Will der Besitzer später – seiner eigenen Gesundheit zuliebe – wegziehen, kann er sein Haus wegen der Antenne nur mit großen Einbußen verkaufen.

Ist eine Antenne erst einmal errichtet, wird sie in der Regel nicht mehr so schnell entfernt. Auch wenn sich danach die Krankheitsfälle massiv erhöhen, können oftmals selbst rechtliche Schritte keine Stilllegung erwirken.

»Die Bevölkerung hat kein Anrecht auf ein Null-Risiko. Grenzwerte dienen lediglich dazu, die Schäden in vertretbaren Grenzen zu halten.«
Bernisches Verwaltungsgericht, Urteil 20928U Se/wi vom 5.3.2001

»Eine Anlage ist zumutbar, wenn weniger als 10 % der Bevölkerung in ihrem Wohlbefinden gestört sind.
Eine erstellte Anlage ist erst dann sanierungspflichtig, wenn über 25 % der Bevölkerung in ihrem Wohlbefinden gestört sind.«
Erstmals aufgefunden beim Bernischen Kantonalen Amt für Industrie, Gewerbe und Arbeit 1997, in der Umweltverträglichkeitsprüfung zum Kurzwellensender Schwarzenburg. Und seither von allen eidgenössischen und kantonalen Vollzugsbehörden vollumfänglich übernommen.

Grenzwerte nur für thermische Effekte

»Grenzwerte sind nicht nach medizinischen Gesichtspunkten festzulegen, sondern nach wirtschaftlicher Tragbarkeit und technischer Machbarkeit.«
Schweizerisches Bundesgericht, Urteil 1A.94/2000/sch vom 30.8.2000

»Keine Normungsbehörde hat Grenzwerte mit dem Ziel erlassen, vor langfristigen gesundheitlichen Auswirkungen, wie einem möglichen Krebsrisiko, zu schützen.«
Weltgesundheitsorganisation WHO zum Thema Verordnung zum Schutz vor elektromagnetischen Feldern (Oktober 1999)

Grenzwerte werden aufgrund aktueller Erkenntnisse und wissenschaftlicher Tests festgelegt. Der Grenzwert für Mobilfunk ist nach folgenden Überlegungen zustande gekommen: Bei Fieber reagiert der menschliche Organismus mit einer Temperaturerhöhung der Zellen, die nur selten größer als 4° Celsius ist. Wenn man nun die Strahlung von Handy und

Antenne soweit begrenzt, dass die Temperatur in den Zellen nicht weit über 1° Celsius ansteigen kann, glaubt man sich in einem genügend sicheren Bereich zu bewegen. Durch physikalische Versuche und Berechnungen wird dann ermittelt, welche maximale Leistung eine Antenne haben darf, um während einer vorher festgelegten Zeitspanne und Distanz die Zellen nicht wesentlich mehr als 1° Celsius zu erwärmen. Da bei einem Handy der Abstand zwischen Antenne und Körperzellen wenige Zentimeter beträgt, ist die Sendeleistung relativ klein. Bei Basisstationen ist dieser Abstand mehrere Meter, die Sendeleistung kann hier deshalb entsprechend stärker sein.

Die aktuellen Grenzwerte stützen sich lediglich auf den thermischen Effekt der Mikrowellen. Sie garantieren nur, dass die Zellen in der Nähe des Handys bei durchschnittlicher Gesprächsdauer nicht maßgebend mehr als 1° Celsius erwärmt werden. Ebenso garantieren sie, dass die nächstliegende Antenne den Körper insgesamt nicht um mehr als 1° erhitzt.

»Die Grenzwerte in Deutschland sind reichlich hoch.
In Russland werden in der Medizin gepulste Mikrowellen zu Therapiezwecken eingesetzt, die nachweislich wirken; diese liegen bei einem 10 000stel der deutschen Grenzwerte!«

Prof. Dr. Ing. Günter Käs, Bundeswehr-Universität Neubiberg (1997)

Seit Jahren fordern immer mehr Ärzte und Wissenschaftler, dass für die Festlegung der Grenzwerte nicht nur die thermischen, sondern auch die athermischen Effekte mit einbezogen werden. Sie begründen ihre Forderung mit zahlreichen Untersuchungsergebnissen. Zum Beispiel hat man bei Mäusen beobachtet, dass durch Mikrowellenstrahlung die Krebsrate bereits dann massiv ansteigt, wenn die eingesetzte Strahlung die Körpertemperatur nicht einmal um 0,1° Celsius erwärmt.

Dr. Neil Cherry von der Lincoln University in Neuseeland fasst 150 wissenschaftliche Studien zum Thema nicht ionisierender Strahlung zusammen und fordert einen Grenzwert, der mehr als 1000-mal niedriger ist als der heute bestehende.

»Angesichts der Vielzahl wissenschaftlicher Befunde
kann man weder das Krebsrisiko noch verschiedene andere
biologische Effekte einfach abtun.«

Umweltausschuss des EU-Parlaments (2000)

»Wenn man die Grenzwerte reduziert, dann macht man
die Wirtschaft kaputt, dann wird der Standort Deutschland
gefährdet.«

ICNIRP-Vorsitzender Prof. Dr. Jürgen Bernhardt auf die Frage
eines Fernsehjournalisten, warum man Grenzwerte ohne
ausreichendes Wissen um die biologische Gefährlichkeit festgelegt hat und warum man diese nicht beim geringsten
Anzeichen einer Gefahr vorsorglich senkt.

Die Forderung nach tieferen Grenzwerten bringt die politischen Ent-
scheidungsgremien verständlicherweise in ein großes Dilemma: Werden
die Aufrufe der warnenden Wissenschaftler ernst genommen und die
Grenzwerte angepasst, bedeutet dies das Ende der heutigen Mobilfunk-
industrie. Dort will natürlich niemand die finanziellen Mittel aufwenden,
um all die bestehenden Anlagen durch solche zu ersetzen, die auch stren-
geren Grenzwerten genügen würden.

Auf der andern Seite wird die Gesundheit der Bevölkerung einem
groß angelegten Langzeitversuch mit ungewissem Ausgang ausgesetzt.
Die jährlich weiter in die Höhe steigenden Kosten des Gesundheitswe-
sens bereiten schon heute auf privater und politischer Ebene Kopfzer-
brechen. Die Frage ist berechtigt: Homo technicus – quo vadis?

»Es ist nur eine Frage der Zeit und der individuellen Kondi-
tion, ob und wann wir dadurch krank werden.»

Dr. Lebrecht von Klitzing, Medizinphysiker
der Medizinischen Universität Lübeck

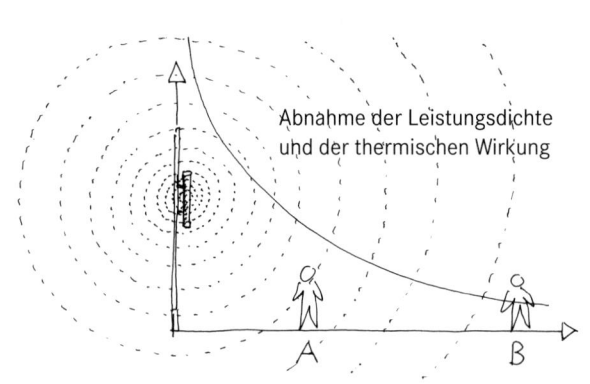

Abnahme der Leistungsdichte
und der thermischen Wirkung

A   B

Thermische Wirkung.
Die Hertz'schen Transversalwellen bilden die Voraussetzung
für die thermische Wirkung. Weil
sie exponential abnimmt, kann
man mit einer Verdoppelung des
Abstands zur Antenne den Wert
um ein Vielfaches reduzieren.
Person A ist in Bezug auf die
thermische Wirkung mehrfach
stärker belastet als B.
Normalerweise ist man mit
etwa 5 m Abstand zu einer
Antenne bereits unterhalb des
gesetzlichen Grenzwertes.

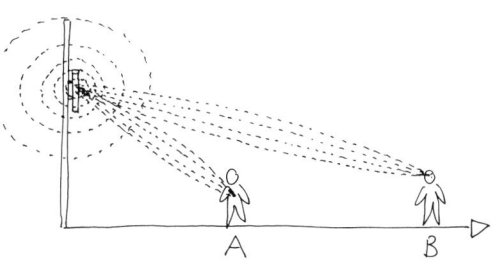

Athermische Wirkung.
Noch weit außerhalb einer thermischen Belastung können durch Longitudinalwellen (Skalarwellen) athermische Wirkungen auftreten. Jeder Mensch kann individuell mit einer andern Körperstelle in Resonanz zur Sendefrequenz treten und die Sendeimpulse absorbieren. Ist eine Resonanz einmal gegeben, hilft meist nicht einmal die Vergrößerung des Abstands viel, um der störenden Auswirkung zu entfliehen.

>»Offenbar bedarf es erst einer mittleren gesundheitlichen Katastrophe, ehe der Staat seine Vorsorgepflicht wahrnimmt und die Risiken auf gesetzlichem Wege minimiert. Bislang haben die Gewinninteressen der Industrie jedoch Vorrang.«
>
> Dr. Lebrecht von Klitzing, Medizinphysiker
> der Medizinischen Universität Lübeck

Grenzwerte richten sich heute nach den thermischen Effekten, die durch die Hertz'schen Wellen (Transversalwellen) zustande kommen. Je größer der Abstand zu einem Sender ist, desto geringer ist der Einfluss der Hertz'schen Wellen und damit die thermische Erwärmung in den betroffenen Körperzellen. Die Erwärmung der Zellen darf 1° Celsius nicht wesentlich überschreiten.

Der athermische Effekt kommt durch die Übertragung von Information zustande. Die digital gepulsten Signale können im Körper zu einer Störung des Nervensystems und der natürlichen Zellkommunikation führen. Laut Untersuchungen tritt diese Desinformation bereits weit unter einem Tausendstel der heutigen Grenzwerte auf – und dies mit nicht vorhersehbarem Muster irgendwo im Körper. Wenn Zellverbände erst einmal durch eine solche Desinformation gestört worden sind, bleiben sie damit lange Zeit verhaftet, auch wenn der Abstand zum Sender stark vergrößert wird. Es scheint sich zwischen Funkfrequenz und Zelle eine Resonanz aufzubauen, die einige Wissenschaftler mit der Eigenschaft von Skalarwellen erklären.

Viele Ärzte fordern eindringlich, dass die athermischen Effekte in die Grenzwertdiskussion mit einbezogen werden müssen.

- »Lebensvorgänge werden überwiegend athermisch induziert und getriggert.
- Lebewesen wie der Mensch verfügen über sensible Reflex-zonenbeziehungen von der Oberfläche ins Körperinnere.
- Schwache Oberflächenreize lösen dabei im Körperinnern umgekehrt proportionale Effekte mit großer Tiefenwirkung aus.
- Die konkrete, biologische Wirkung hängt nicht von der Reizstärke, sondern vom Peak, von der Expositionszeit und dem Rhythmus des Reizes ab.«

Dr. med. K.-H. Braun-von-Gladiss (Paracelsus-Klinik)

»Die deutschen Grenzwerte sind zu hoch! Wir haben Hühner-eier in einem Brutschrank mit Mikrowellen der Stärke unter-halb unserer aktuellen Grenzwerte bestrahlt und damit ausnahmslos jedes Embryo getötet! Kein einziges Küken ist geschlüpft, keines hat die Strahlen überlebt. Aus der Kon-trollgruppe, die nicht bestrahlt wurde, schlüpften ausnahms-los gesunde Tiere.«

Prof. Dr. Dr. Andras Varga, Hygiene-Institut
der Universität Heidelberg (1991)

«Für längere Aufenthaltszeiten sollte ein Abstand von mindestens 500 m zu Sendeanlagen gewahrt werden.»

Prof. Dr. Peter Senn, Zoologisches Institut der Universität
Frankfurt, Wissenschaftler im Auftrag der Telekom (März 2001)

Abschirmung gegen Sendeanlagen

Theoretisch lässt sich die Mikrowellenstrahlung eines Mobilfunksenders unter bestimmten Bedingungen abschirmen. Wenn zum Beispiel eine Antenne nahe an einer Hausseite steht, kann die Situation mit einer geeigneten Abschirmung verbessert werden. Eine solche Abschirmung sollte jedoch unbedingt durch einen erfahrenen Betrieb vorgenommen werden. Wird nämlich die falsche Hausseite abgeschirmt, kann sich durch Interferenz und Überlagerung der Wellen die Situation noch deut-lich verschlimmern.

Abgeschirmt wird mit einem feinmaschigen Drahtgitternetz, einer metallisierten Tapete oder einem metallhaltigen Farbanstrich. Wichtig ist

Eine Abschirmung hat vor allem
dann Sinn, wenn sich nur auf einer
Seite des Gebäudes eine massive
Funkquelle befindet.

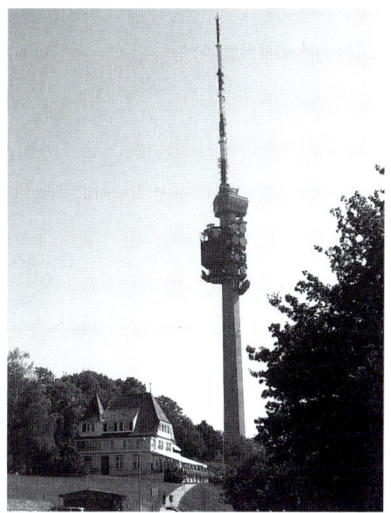

dabei eine gute Erdung, um keine elektrischen Felder aufzubauen. In der
Praxis wird die Abschirmung der exponiertesten Seite einer Rundumab-
schirmung vorgezogen. Damit wird verhindert, dass ins Hausinnere
gelangende Wellen mehrfach hin und her reflektiert werden, ohne ent-
weichen zu können.

Wenn abgeschirmt wird, muss die exponierte Seite hingegen lücken-
los dicht sein und vor den Fenstern nicht Halt machen. Dazu verwendet
man spezielle Fensterfolien oder metallische Vorhänge. Im Handel gibt
es dazu sogar ein Gewebe, das im Zentrum des Garns einen Silberfaden
eingesponnen hat (Swiss-Shield).

**Der Elektrosmog von Mobilfunkantennen kann langfristig eine
unüberschaubare Vielfalt an gesundheitlichen Problemen verursachen. Es lohnt sich deshalb, das Risiko – wo immer möglich und
machbar – sinnvoll einzugrenzen.**

**• Wenn Sie unter Elektrosmog leiden, richten Sie sich ein Schlaf-
zimmer ein, das möglichst weit unten im Haus liegt. In fast allen
Fällen sind die oberen Geschosse mehrfach stärker belastet als
die unteren.**

**• Meiden Sie – wenn immer möglich –Wohnobjekte, die relativ
genau zwischen zwei Antennen liegen, vor allem, wenn diese durch
Richtfunkantennen miteinander verbunden sind. In den oberen
Geschossen solcher Wohnhäuser ist man von zwei Strahlenbün-
deln eingeschlossen, die sich gegenseitig überlagern können.**

- Achten Sie darauf, besonders im Schlafraum auf größere Metallmöbel zu verzichten. Metallteile können auf Funkstrahlung Antennenwirkung haben und die Belastung in der Nähe verstärken.
- Bett und Matratze sollten möglichst wenig oder besser gar kein Metall aufweisen.
- Vermeiden Sie im Schlafzimmer gespannte Drahtseile, wie sie für Halogenlampen oder Vorhänge eingesetzt werden.
- Wenn Sie an einer stark exponierten Stelle schlafen müssen, lässt sich das Bett mit einem metallisierten Moskitonetz umschließen. Es sollte allerdings so groß sein, dass Sie auch während des Schlafs genügend Abstand halten können. Auf keinen Fall sollte sich dann in einem Geschoss unter dem Bett ein Funktelefon des DECT-Standards befinden, weil seine Strahlung im Innern des Moskitonetzes durch mehrfache Reflexion verstärkt würde.

Funktionsweise des Handys

Bevor Sie mit Ihrem Handy telefonieren können, muss es sich bei der nächstliegenden Antenne anmelden und auf einem freien Kanal einloggen. Das geschieht über den so genannten Organisationston, der von jeder Antenne ununterbrochen ausgesendet wird. Ist ein Handy auf Bereitschaft, nimmt es von Zeit zu Zeit immer wieder mit der nächsten Antenne Kontakt auf, um dieser zu melden, wo es sich gerade befindet. Dies geschieht, ohne dass Sie das überhaupt merken, je nach Modell etwa jede Minute. Wenn Sie zum Beispiel mit dem Auto die Landschaft durchqueren, tauscht es sich ständig mit der nächsten Antenne aus. Werden Sie dann von außen angerufen, weiß das System genau, wo Sie sich gerade befinden und stellt das Gespräch über die nächste Antenne durch. Telefonieren Sie fahrend, leitet das System Ihr Gespräch mal über diese und dann über die nächste Antenne weiter.

Dadurch, dass ein eingeschaltetes Handy mit den umliegenden Antennen kommuniziert, kann es relativ genau lokalisiert werden. Bei Bedarf kann die Polizei in Zusammenarbeit mit den Telefongesellschaften sogar auf dem Computerbildschirm nachvollziehen, auf welchem Weg sich ein Handy durch eine Stadt bewegt. Dies ist bei der Verfolgung von Verbrechern eine durchaus nützliche Eigenschaft.

Offiziell ist eine solche Ortung nur mit eingeschaltetem Handy möglich. Mittlerweile behaupten im Internet verschiedene Autoren, dass dies auch bei ausgestelltem Handy funktioniert.

• Sobald Sie Ihr Handy einschalten – also auf Empfangsbereitschaft stellen –, tauscht es sich von Zeit zu Zeit mit der nächsten Antenne aus. In Bereitschaftsstellung verursacht es also bereits erheblich Elektrosmog!

• Laut wissenschaftlichen Berichten kann schon die Strahlung eines empfangsbereiten Handys auf die Dauer zu Zellschädigungen führen. Der französische Staat hat diese Problematik so ernst genommen, dass er alle jungen Bürger davor gewarnt hat, das eingeschaltete Handy in der Hosentasche zu tragen. Es befindet sich an dieser Stelle den Geschlechtsorganen so nahe, dass man einen Zusammenhang mit der erschreckend schnell zunehmenden Unfruchtbarkeit bei Jugendlichen vermuten muss.

• Untersuchungen haben gezeigt, dass dadurch bei Männern die Samenproduktion in den Hoden abnimmt und die einzelnen Samenzellen wesentlich schneller verenden. Auch bei Frauen, bei denen die Geschlechtsorgane durch ihre Lage etwas besser geschützt sind, kommt es vermehrt zu Komplikationen, wie zum Beispiel Aborten. So bestätigen viele Frauen, die ein Kind frühzeitig verloren hatten, dass sie ihr empfangsbereites Handy regelmäßig in der Handtasche auf Bauchhöhe mitgetragen haben.

• Während der Phase einer Zellteilung wirkt sich der Einfluss von Mikrowellenstrahlung am stärksten aus. Es kommt schnell zu Chromosomenbrüchen und in der Folge zu Zellveränderungen und Wachstumsstörungen.

Belastung während der Benutzung reduzieren

Die Sendeantenne ist direkt im Handy eingebaut und befindet sich beim Telefonieren am oberen Teil des Ohres. Die von ihr ausgehende Strahlung breitet sich mehr oder weniger kugelförmig aus, also auch in Richtung Gehirn. Gute Geräte senden den Hauptteil der Strahlung weg vom Kopf. Da Mikrowellen vielfach reflektiert und umgelenkt werden können, trifft das Signal die nächste Mobilfunkantenne auch dann, wenn sie sich auf der andern Seite des Kopfes befindet. Ein relativ großer Teil der Strahlung gelangt jedoch immer auch in den Kopf. Da der Hertz'sche Anteil der Strahlung mit zunehmendem Abstand rasch abnimmt, sollte das Gerät nie zu fest gegen den Kopf gedrückt werden.

Eine neue Studie der Uni Essen deckt einen Zusammenhang zwischen Augenkrebs und der häufigen Benutzung des Handys auf.

Der größte Handyhersteller Nokkia warnt in einem Antrag beim amerikanischen Patentamt davor, dass es bei längerer Exposition mit Mobilfunkstrahlung zur Bildung bösartiger Tumore kommen kann.

Studien einer britischen Expertengruppe unter Sir William Stewart erhärten den Verdacht, dass Mikrowellenstrahlung zu Gedächtnisverlust, Krebs und Alzheimer führen können.

Ein weiteres Phänomen der Handytechnologie ist die stufenweise Anpassung der Ausgangsleistung: Überall dort, wo der Empfang schlecht ist, schaltet das Handy automatisch auf eine höhere Ausgangsleistung, das heißt, es belastet den Körper dann auch stärker. Das kann zum Beispiel in weit abgelegenen Gebieten vorkommen. Viel öfter werden Sie das aber

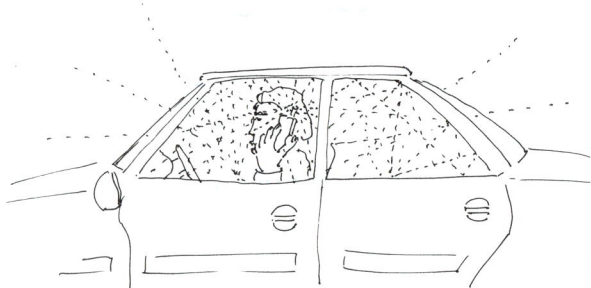

Reflexion der Strahlung.
Im Auto, im Zug, im Flugzeug oder in Räumen mit vielen Metallflächen verstärkt sich die Strahlung aus zwei Gründen: Das Handy sendet dann mit höherer Leistung und die Strahlung wird vielfach stärker reflektiert.
Vermeiden Sie Gespräche aus solchen Metallkäfigen!

in Gebäuden erleben, in denen die Baukonstruktion einen Großteil der Strahlung abschirmt. Genau das Gleiche geschieht im Innern eines Autos: Die abschirmende Wirkung der Karosserie und der beschichteten Fenster zwingt das Handy, auf die höchste Leistungsstufe zu schalten. Sie sind dann einer mehrfachen Strahlung ausgesetzt.

ECOLOG-Studie von T-Mobil D
Die von T-Mobil in Auftrag gegebene Studie hatte das Ziel, die Unbedenk-
lichkeit der Mobilfunkstrahlung zu beweisen. Das Ergebnis deckte jedoch
das Gegenteil auf:
Mobilfunktechnologie hat
* *mikrothermische Effekte,*
* *schädigt Moleküle der Erbsubstanz und der Proteine,*
* *ist gentoxisch,*
* *beeinflusst zelluläre Prozesse,*
* *schwächt das Immunsystem,*
* *beeinflusst das zentrale Nervensystem,*
* *beeinträchtigt das Hormonsystem,*
* *induziert Krebspromotion (= ist krebsfördernd),*
* *ist zum Teil teratogen (= erzeugt Missbildungen),*
* *erhöht die Quote der Infertilität (= Unfruchtbarkeit).*

**Reduzieren Sie das gesundheitliche Risiko, indem Sie bei der
Benutzung Ihres Handys auf folgende Punkte achten:**
  **• Schalten Sie das Handy immer dann aus, wenn Sie nicht wirk-
lich erreichbar sein müssen. Sie reduzieren Ihre Belastung, indem
Sie Anrufe und SMS von Zeit zu Zeit von Ihrer Combox herunter-
laden und dann nur kurz beantworten. Wenn dem Körper längere
strahlungsfreie Phasen gegönnt werden, erholt er sich viel schneller von einer nur kurzfristigen Belastung.**
  **• In ständiger Bereitschaftsstellung sollten Sie das Handy weg
vom Körper tragen – zum Beispiel im Aktenkoffer, in der Handtasche oder im Schulsack. Vermeiden Sie – wenn immer möglich –
Kleidertaschen, die nahe an Körperdrüsen liegen.**
  **• In den üblichen Hosentaschen liegt das Handy bei Männern zu
nahe der Hoden und kann zu verminderter Fruchtbarkeit oder
sogar Sterilität führen. Die Hosentasche ist kein geeigneter Platz
für ein Handy in Bereitschaftsstellung!**
  **• In Hemdtaschen liegt es zu nahe am Herz und an der Thymus-
drüse. Dies schwächt langfristig das Immunsystem und kann Herzrhythmusstörungen verursachen.**
  **• Schwangere Frauen sollten besonders darauf achten, dass das
eingestellte Handy in der Handtasche nicht in der Nähe des Fötus
getragen wird. Wenn das Handy am Körper getragen werden muss,
eignen sich außen hängende Gürteltaschen mit einem abschir-
menden Metallgewebe auf der Körperseite.**

Achten Sie auf Folgendes, um beim Telefonieren die Strahlenbe-
lastung auf die Zellen des Kopfes möglichst gering zu halten:
- Halten Sie das Handy nicht bereits während des Wählvorgangs
ans Ohr. Bei der Kontaktaufnahme mit der nächsten Antenne ist
die Abstrahlung und damit auch die Belastung am stärksten.
- Nutzen Sie – wenn möglich – einen Ohrstecker mit Mikrofon
(Headset), um während längeren Gesprächen das Handy möglichst
weit weg halten zu können. Wissenschaftler haben herausgefun-
den, dass sich bei Gesprächen mit ans Ohr gehaltenem Gerät die
Blut-Hirn-Schranke bereits nach 20 Sekunden zu öffnen beginnt
und anschließend über Stunden offen bleibt. Schwermetalle und
Giftstoffe erhalten dann leichten Zutritt ins Zellinnere und erhöhen
das Risiko späterer Gehirn- und Nervenerkrankungen.
- Wenn Sie regelmäßig im Auto telefonieren müssen, nutzen Sie
eine Dachantenne und eine Freisprechanlage. Zumal sich damit die
Belastung in den meisten Fällen weit mehr als zehnfach reduziert,
lohnt sich diese Investition unbedingt.
- Vermeiden Sie längere Gespräche an Orten, an denen Sie eine
schlechte Empfangsqualität haben. In diesen Fällen dreht Ihr Gerät
auf maximale Sendeleistung hoch.
- Achten Sie beim Kauf Ihres nächsten Handys auf einen möglichst niedrigen SAR-Wert. Sie reduzieren damit die auf Ihre Zellen
einwirkende Strahlung. (www.handywerte.de)
- Reduzieren Sie die auf den Kopf einwirkende Strahlung mit
einer geprüften Schutzhülle. Diese darf nur zum Kopf hin abschirmen (zum Beispiel die Protector-Handytasche von PTR).

Handys in Kinderhänden

Kinder zählen wegen Ihrer feineren Zellmembrane und der dünneren
Hirnschale zu den größten Risikogruppen der Mikrowellenstrahlung. War-
ten Sie deshalb möglichst lange, bis Sie Ihrem Kind ein Handy schenken.
Wenn es eines hat, erklären Sie ihm die Gefahren und sagen Sie ihm, wie
es diese reduzieren kann.

»Die athermischen Effekte stellen beim Mobilfunk die
eigentliche Gefahrenquelle dar. Deren Auswirkungen sind vor
allem bei Personen unter 18 Jahren erwiesen. Die dünnere
Hirnschale, die Größenverhältnisse des Kinderkopfes und die

feineren Zellmembrane führen erwiesenermaßen zu neuro-
logischen Störungen, Immunschwächung, Gedächtnisverlust,
Schlafstörungen und Kopfschmerzen.«

> Gerard Hyland, in der britischen Medizinwissenschaftzeitschrift
> The Lancet (Volume 356, Number 9244)

»Ich würde mein Kind nicht in einen Kindergarten
schicken, wenn im Umkreis von 250 Meter eine Mobilfunk-
sendeantenne steht.«

> Prof. Peter Semm, Neurobiologe, ehemaliger Experte der T-Mobil

**Wenn Ihr Kind bereits ein Handy benutzt, bringen Sie ihm folgen-
de Sicherheitsmaßnahmen bei:**
- **Per SMS kommunizieren, anstatt Gespräche zu führen. Durch
die kurzen Sende- und Empfangszeiten wird die Strahlung mini-
miert. Außerdem befindet sich die Antenne so nicht nahe am Kopf.**
- **Beim Anwählen und Senden der SMS das Gerät genügend weit
vom Körper weg halten. Um genügend Abstand zu Eierstöcken und
Hoden zu halten, nicht aus der Hüfte heraus senden.**
- **Wenn Gespräche geführt werden, unbedingt Ohrstecker mit
Mikrofon (Headset) einsetzen.**
- **Handy möglichst nur für kurze Zeit auf Empfangsbereitschaft
lassen. Mit dem Kind eine Zeit zum Anrufen ausmachen.**
- **Bei Empfangsbereitschaft über längere Zeit das Handy nicht
am Körper tragen.**

Fazit: ungewisse Langzeitschäden

Die Hinweise, dass Mobilfunk wesentlich gefährlicher ist, als man dies zu
Beginn annehmen wollte, haben sich in den letzten Jahren massiv erhärtet. Größtenteils versucht man dieser Tatsache immer noch bis zum
absoluten Notstand aus dem Weg zu gehen. Es gibt aber auch andere Bei-
spiele:

In der spanischen Stadt Valladolid hat ein solcher Notstand im
Dezember 2001 zu einem erstaunlichen Urteilsspruch geführt. Das
Gericht legte 6 Mobilfunkmasten mit 36 Einzelantennen verschiedener
Betreiber in der Nähe einer Schule unverzüglich und ersatzlos still. Drei
Kinder erkrankten in dieser Schule innerhalb weniger Monate an Leukä-
mie und eines an Lymphdrüsenkrebs. Es wurden außer den Mikrowellen

des Mobilfunks keine anderen Risikofaktoren wie zum Beispiel Schad-
stoffe gefunden. – Das erhärtete den Verdacht, dass der Mobilfunk die
Ursache für die Krebsfälle ist. Darauf deutete zusätzlich hin, dass es nach
der Installation der Funkmasten auch in den umliegenden Wohnhäusern
bereits 18 Krebsfälle bei Kindern gegeben hat. Trotz aller Proteste der
Industrie blieben die Antennen abgeschaltet und mussten demontiert
werden.

> »Viele Beschwerden wie Übelkeit, Appetitlosigkeit, Bewe-
> gungsschwierigkeiten, Sehstörungen … sind mit signifikanter
> Auffälligkeit in einer Zone sehr nahe an Mobilfunkbasis-
> stationen feststellbar. Ein deutlicher Anstieg von Beschwer-
> den wie Reizbarkeit, Depressionsneigung, Gedächtnisverlust,
> Schwindel … wurde in einer Zone bis 100 Meter beobachtet.
> Bis 200 Meter fanden sich deutlich häufiger Kopfschmerzen,
> Schlafstörungen, Unbehaglichkeit, Hautprobleme … Bis
> 300 Meter war chronische Müdigkeit besonders auffällig.
> Wegen dieser Ergebnisse und in Anwendung des Vorsorge-
> prinzips wird empfohlen, Mobilfunkbasisstationen nicht
> näher als 300 Meter von Wohngebieten entfernt zu installie-
> ren.«
>
> Dr. Roger Santini, Elektrosmogexperte und Leiter des Labors
> für Biochemie und Pharmakologie im französischen Nationalen
> Institut für angewandte Wissenschaften

> »Bei unseren Forschungen haben wir menschliches Blut
> in Reagenzgläsern mit Mikrowellen bestrahlt, die ähnlich der
> Handystrahlung sind. Es zeigte sich, dass sich unter dem
> Feldeinfluss die Zellkerne spalten. Es gibt Beweise für
> Schäden durch Mobilfunk. Dabei geht es nicht nur um Hirn-
> tumore, Blutveränderungen und Krebs, sondern auch um
> genetische Störungen und andere Probleme. Wenn wir jetzt
> keine umfassenden Forschungen anstellen und die Augen
> verschließen, dann wird das nichts bringen. Man erweckt nur
> den Eindruck, dass man Tote zählen will, bevor man handelt.
> Mit den Informationen, die wir zum jetzigen Zeitpunkt in
> der Hand haben, ist Entwarnung absolut unhaltbar.«
>
> Dr. George Carlo, Medizinphysiker und Leiter einer im Auftrag
> der US-Mobilfunkindustrie durchgeführten 27-Millionen-Dollar-
> Studie (1999)

Über Langzeiteffekte und langsame Lernprozesse:
»Wenn Sie über längere Zeit einer radioaktiven Strahlung
ausgesetzt sind, dann merken Sie auch keine spontanen
Effekte. Dennoch ist es auf Dauer Krankheit und Krebs aus-
lösend. Das Asbestproblem gibt es seit 1920. Seit 1920
warnen kritische Wissenschaftler vor Lungenkrebs. Erst
1980, 60 Jahre später, hat man zugegeben, dass da was dran
ist. Erst 1990, 70 Jahre später, hat man den Krebs aus-
lösenden Stoff endlich verboten.«

Dr. Lebrecht von Klitzing, Medizinphysiker, Universität Lübeck

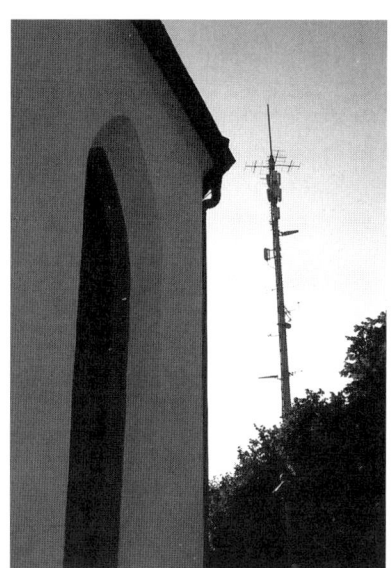

Mobilfunkantennen haben sich in
den letzten Jahren rasant vermehrt.
Auch an vielen Orten der Stille
und Einkehr sind sie zu finden. Was
bei dieser Kirche offen und unüber-
sehbar ist, liegt in manch anderer
Kirche verborgen unter dem Dach
des Turmes.

Elektrosmog im eigenen Umfeld vermindern

Allgemeine Hinweise

Wenn Sie die folgenden Maßnahmen ergreifen, reduzieren Sie in Ihrem Umfeld nicht nur den Elektrosmog, sondern sparen zum Teil auch Strom (würde jeder Haushalt in Europa die unten stehenden Ratschläge befolgen, könnten wir gemeinsam den Strom von $4\frac{1}{2}$ Atomkraftwerken einsparen!). Denken Sie daran, dass jeder einzelne Schritt zur Verbesserung der gesamten Situation beiträgt. In einer Zeit, in der die Menge der schädlichen Umwelteinflüsse zum eigentlichen Problem geworden ist, wird jede einzelne Verbesserung ausschlaggebend.

Die wichtigsten Grundregeln:
1. Der Körper verarbeitet kurzfristige starke Belastungen wesentlich besser als niedrige, jedoch andauernde. Mit andern Worten: Obwohl der Staubsauger im Haushalt extrem starke Felder erzeugt, belastet das gelegentliche Staubsaugen den Körper weit weniger als der allnächtliche Radiowecker neben dem Bett.
2. Gepulste, digitale Mikrowellen, wie sie durch DECT-Telefone oder Mobilfunk verursacht werden, haben für den Körper eine vielfach niedrigere Reizschwelle als analoge Funksignale, wie sie zum Beispiel von Rundfunkantennen ausgestrahlt werden. Mikrowellen können im Organismus langfristig erschreckend viele Störungen auslösen.
3. Da Elektrosmog die Summe einer Vielzahl verschiedener Quellen ist, gilt grundsätzlich: Ausstecken, was man nicht braucht!

Netzteile und Trafos: **Trennen Sie alle Trafos und Ladegeräte, wenn sie nicht benutzt werden, durch Ausstecken oder Unterbrechen vom Netz. Viele Modelle laufen auf voller Leistung, sobald sie eingesteckt sind, und zwar unabhängig davon, ob das daran angeschlossene Gerät in Betrieb ist oder nicht.**
Dazu gehören u. a. folgende Geräte: Handyladegerät, Akku-Ladestation, Handstaubsauger, Netzteil von Laptop, Drucker, CD-Brenner, Scanner oder Kleingeräte (zum Beispiel Walkman, CD- und MD-Player, Aktivboxen) sowie zahlreiche Halogenlampen.
Mit dieser Maßnahme reduzieren Sie das magnetische Wechselfeld, das unter anderem im Körper zu Übersäuerung führt.

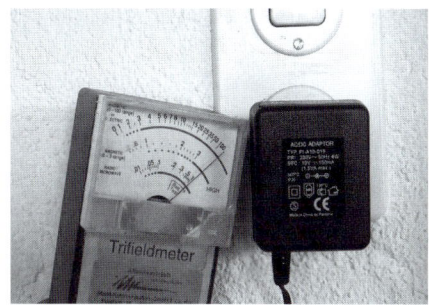 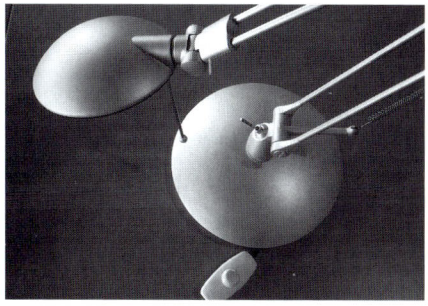

Sobald sie eingesteckt sind, arbeiten viele Trafos mit voller Leistung. Stecken Sie alle unbenutzten Trafos aus, um Elektrosmog und Stromverbrauch zu vermindern.

Bei den meisten Halogentischlampen ist der Trafo auch dann in Betrieb, wenn kein Licht brennt. Solche Lampen sollten über einen Schalter am Netzkabel ausgestellt werden.

Schaffen Sie dort, wo Sie auf den Trafo angewiesen sind, möglichst viel Abstand zu Ihren regelmäßigen Aufenthaltsorten.

Elektronische Geräte: Tragbare Radiogeräte, Kassettenrecorder, Kleinanlagen, Radiowecker, aber auch alle Komponenten Ihres Computers, Ihrer Stereoanlage und die Geräte rund um den Fernseher haben integrierte Trafos. Die meisten sind in Betrieb, sobald das Gerät eingesteckt ist. Trennen Sie diese Geräte vom Stromkreis, wenn sie nicht benutzt werden. Wollen Sie nicht nach jedem Gebrauch den Stecker herausziehen, eignen sich Steckleisten mit Unterbrecher oder normale Lampenschalter (am besten mit Leuchtdiode, die den Betrieb anzeigt).

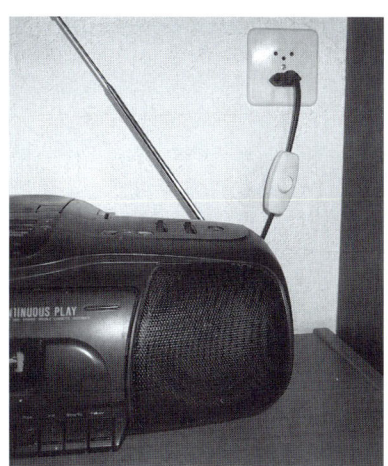

Schalten Sie Audiogeräte über einen Schalter in der Stromzuleitung aus. Nur damit wird der integrierte Trafo bei Nichtgebrauch auch tatsächlich ausgestellt.

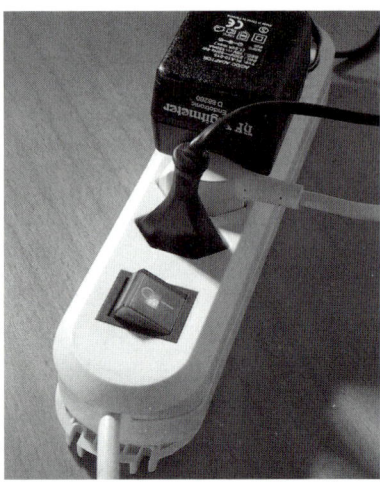

Mit einer geschalteten Mehrfach-steckleiste können Sie mehrere Geräte mit einem einzigen Schalter ausstellen. Dies empfiehlt sich bei HiFi-Anlagen, beim PC und bei diversen Ladestationen.

Mit dieser Maßnahme reduzieren Sie ebenfalls das magnetische Wechselfeld, das Nervosität, Schlaflosigkeit und anderes bewirken kann.

Elektrische Kabel: Halten Sie die Länge der eingesteckten Kabel möglichst kurz. Vermeiden Sie es vor allem, aufgewickelte Kabel (zum Beispiel Kabelrollen) eingesteckt zu lassen. Wo Sie auf Verlängerungskabel angewiesen sind, verwenden Sie eine 3-polige Ausführung, die fachgerecht geerdet ist.

Damit reduzieren Sie die elektrischen Wechselfelder, die in Ihrem Körper Ströme induzieren. Diese stören die körpereigenen elektrischen Kommunikationssysteme der Zellen.

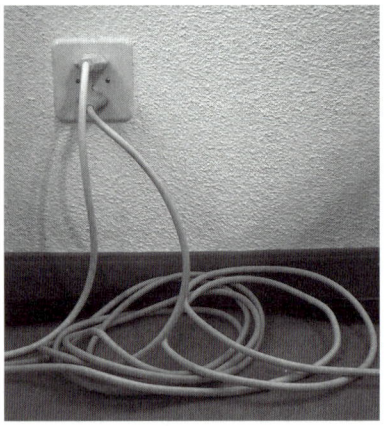

Sie können Elektrosmog vermindern, wenn Sie möglichst kurze Kabel verwenden und ungebrauchte Kabel ausstecken.
Ein eingestecktes Kabel mit mehreren Schlingen verursacht ein großes elektrisches Feld – und zwar unabhängig davon, ob darin Strom fließt oder nicht. Fließt darin auch noch Strom, entsteht zusätzlich ein erhebliches magnetisches Feld.

Telefonsysteme: Verwenden Sie nach Möglichkeit kein Funktelefon des DECT-Standards, weil hier die gesundheitlichen Risiken in keinem Verhältnis zum Komfort stehen. Diese Geräte senden 24 Stunden am Tag mit einer 100-Hertz-Frequenz Impulse aus, die bei den meisten Menschen zu physiologischen Störungen mit ungewissem Ausgang führen. Dieser Impuls wird erst durch das Ausstecken des Trafos unterbrochen! Wenn Sie sich von diesem Gerät nicht trennen wollen, platzieren Sie es möglichst weit entfernt von Ihren Aufenthaltsorten, und ziehen Sie nachts das Netzteil aus der Steckdose.

Entscheiden Sie sich Ihrer Gesundheit zuliebe am besten für Telefone mit Kabelanschluss, wenn nötig an verschiedenen Orten Ihrer Wohnung. Wenn Sie beim Telefonieren beweglich sein müssen, wählen Sie ein Funktelefon des Standards CT 1+, das nur beim Telefonieren sendet schwächer, analog und ungepulst, (siehe S. 40).

Mit dieser Maßnahme reduzieren Sie die elektromagnetischen Felder gepulster Mikrowellen, die Kopfschmerzen, Kreislaufstörungen und Schwindelanfälle verursachen können und die Blut-Hirn-Schranke öffnen. Sie verringern auf diese Weise das Risiko, langfristig an Alzheimer, Parkinson, Multiple Sklerose, Kreutzfeldt-Jakob oder einer andern Nerven- und Gehirnstörung zu erkranken.

Funktelefone nach dem DECT-Standard gehören zu den absolut problematischsten Elektrosmog-quellen. Bereits die kurzzeitigen Auswirkungen sind bei vielen Menschen so erschreckend, dass es am besten in den Laden zurück-gebracht wird. Wenn Sie nicht darauf verzichten wollen, schaffen Sie möglichst großen Abstand zu allen Aufenthaltsorten, und ziehen Sie den Trafo nachts heraus.

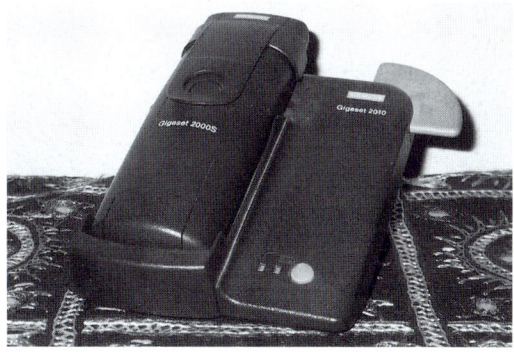

Drahtlose Geräte: Vermeiden Sie allgemein Geräte, die über längere Zeit drahtlose Verbindungen nutzen, wie Funklautsprecher, Funkmodem, WLAN, Überwachungssysteme, Alarmanlagen usw. Obwohl diese Geräte praktisch erscheinen mögen, verursachen sie Elektrosmog, über dessen langfristige Auswirkungen bisher noch keine Untersuchungen bestehen. Ausgenommen sind hier die Infrarotfernbedienungen, die als unbedenklich gelten.

Mit dieser Maßnahme reduzieren Sie die elektromagnetischen Felder, die auf biologische Steuervorgänge Einfluss haben.

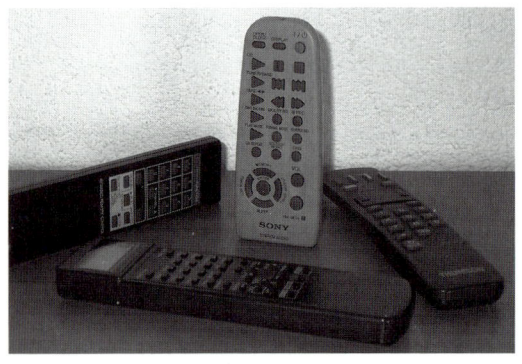

Drahtlose Infrarotverbindungen gelten allgemein als unbedenklich. Dazu gehören die meisten Fernbedienungen von elektronischen Geräten, die nur mit Sichtkontakt funktionieren.

Anders verhält es sich mit Funkverbindungen, wie sie zum Beispiel für PC oder drahtlose Lautsprecher benötigt werden: Hier entsteht eine unnötige Belastung, die sogar andere Geräte stören kann.

Leuchten und Lampen: Vermeiden Sie in der Nähe von langfristigen Aufenthaltsorten wie Arbeitstisch, Bett und Lesesessel Leuchtstoffröhren (Neonlicht) und Sparlampen. Das Licht dieser Lampen schaltet ununterbrochen ein und aus. Auch wenn dies so schnell geschieht, dass es das Auge nicht mehr registriert, wird es doch von den Zellen und dem Nervensystem wahrgenommen und verursacht dort einen Stressimpuls. Zusätzlich gehen von diesen Lampen relativ starke magnetische und elektrische Felder aus, die das Auge schneller ermüden lassen.

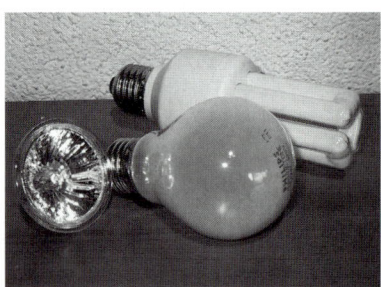

Überall dort, wo sich eine Lichtquelle nahe am Körper befindet, sollten Sie eine normale Glühbirne vorziehen. Leuchtstoffröhren und Stromsparlampen verursachen mit starken elektrischen und magnetischen Feldern wesentlich mehr Elektrosmog als normale Glühbirnen. Halten Sie zu diesen Lampen deutlich mehr als 1 m Abstand.

Halogensysteme: Achten Sie bei Halogenleuchten darauf, dass der Trafo genügend Abstand zum Körper hat. Er verursacht starke magnetische Felder. Vermeiden Sie Seilsysteme, bei denen der Abstand der beiden Drähte relativ groß ist. Neben den Schienensystemen sind eingebaute Lämpchen, die mit verdrillten Kabeln bedient werden, viel weniger belastend.

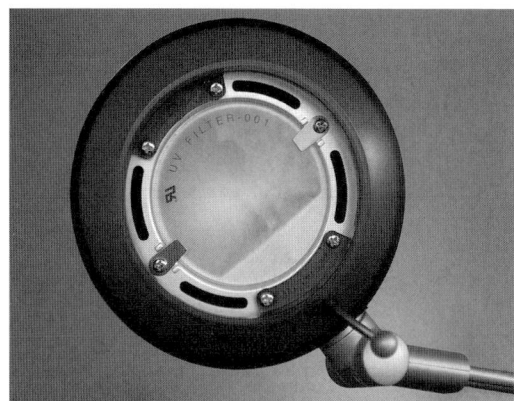

Die Glühmittel der
Halogenlampen soll-
ten einen UV-Filter
vorgeschraubt haben
oder – wie in der
Abbildung Seite 80
unten – eine ge-
schlossene Version
sein.

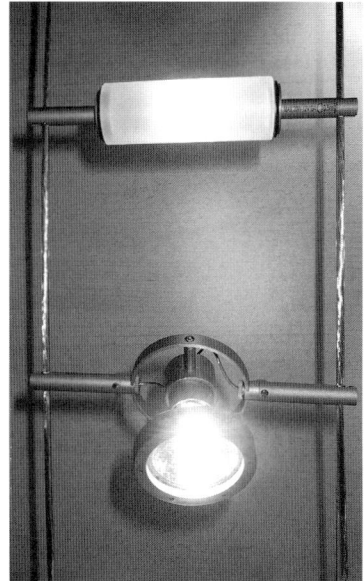

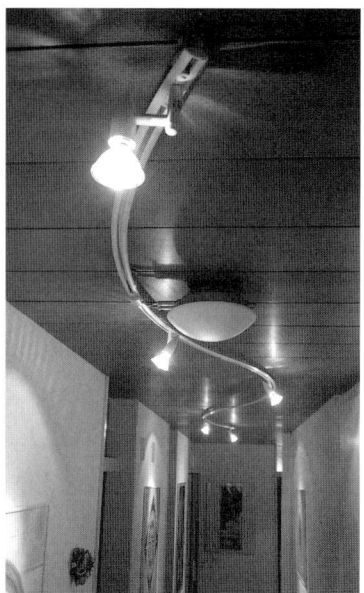

Seilsysteme produzieren mit zunehmendem Seilabstand entsprechend
stärkere Belastungen.

Schienensysteme verursachen deutlich weniger Elektrosmog.

Dimmer: Um Atmosphäre in einen Raum zu zaubern, sind Dimmer zwar praktisch, jedoch elektrobiologisch nicht sinnvoll. Beim Reduzieren der Lichtstärke wird gleichzeitig der Elektrosmog erhöht. Durch die integrierte Steuerung entstehen starke Stromimpulse, die sich über die Leitungen als Oberwellen im Haus verteilen und biologische Systeme stören können. Da sie voll aufgedreht in den meisten Fällen unproblematisch sind, ist es besser, die Lichtstärke durch schwächere Glühbirnen anzupassen.

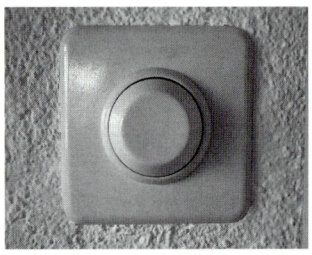

Dimmer sind für Schlaf- und Kinderzimmer ungeeignet: Beim Reduzieren des Lichts verursachen sie in ihrer Umgebung starke Felder. Gleichzeitig überlagern sie das Stromnetz mit scharf abgehackten Impulsen, die sich auf den Organismus störend auswirken.

Schlafzimmer

Im Schlafzimmer sollte die Entstehung von Elektrosmog als erstes verhindert werden. Während der Schlafphase sind wir erheblich sensibler auf störende Einflüsse als tagsüber. Ein guter Bettplatz ermöglicht dem Körper, sich von den Eindrücken des Tages zu erholen und gegen Elektrosmog allgemein resistenter zu werden.

Telefon: Wenn Sie im Schlafzimmer auf ein Telefon angewiesen sind, installieren Sie ein normales Kabeltelefon. Verzichten Sie hier unbedingt auf ein DECT-Telefon, das die ganze Nacht Impulse an ihr Nervensystem sendet. Da diese Geräte beinahe verlustfrei durch Wände hindurch strahlen, müssen Sie auch darauf achten, dass sich unter, über oder neben Ihrem Schlafzimmer kein solches Gerät befindet. In Mehrfamilienhäusern müssen Sie dazu mehrere Seiten abklären. Mit einem Messgerät für Hochfrequenz kann die Situation relativ rasch erfasst werden.

Radiowecker: Radiowecker, die eingesteckt werden müssen, gehören nicht auf den Nachttisch neben dem Bett. Sie sollten mindestens 2 m Abstand zum Körper haben. Besser ist es allerdings, keinen Netz betriebenen Radiowecker zu benutzen. Es gibt viele Modelle, die ebenso mit Batterie funktionieren. Achten Sie auch

Ein Funktelefon des DECT-Standards gehört mit Abstand zu den größten Risiken des Elektrosmogs. Sobald der Trafo eingesteckt ist, strahlt dieses Gerät im 100-Hertz-Rhythmus ununterbrochen Mikrowellenimpulse an die Umgebung ab. Steht die Basisstation in der Nähe des Bettes, sind Schlafstörungen und Komplikationen aller Art vorprogrammiert.
Ersetzen Sie ein DECT-Gerät mit einem CT 1+-Standard, ziehen Sie nachts den Trafo aus, oder verzichten Sie Ihrer Gesundheit zuliebe ganz auf ein Funktelefon.

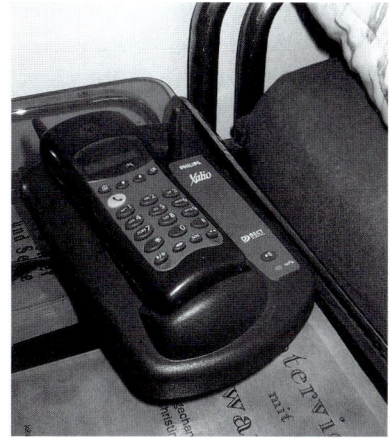

Radiowecker mit Netzanschluss erzeugen im Umkreis von mindestens 1 m ein Magnetfeld, das zu Übersäuerung und zu einer Schwächung der Gesundheit führen kann. Besonders empfindlich reagieren Augen und Zirbeldrüse darauf. Batterie betriebene Radiowecker sind in der Regel bedenkenlos, wenn sie einen Mindestabstand von 50 cm zum Körper haben.

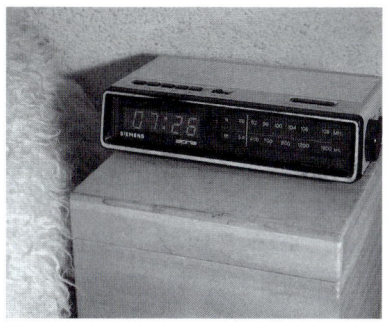

hier auf genügend Abstand zu der Elektronik und dem Lautsprecher.

Trafos: Stecken Sie im Schlafzimmer alle Trafos aus. Diese sind zum Teil auch in Geräten wie Stereoanlage, Radio, Lady-Computer, Halogenlampe usw. integriert. Mit einem Magnetfeldtester können Sie versteckte Trafos ausfindig machen.

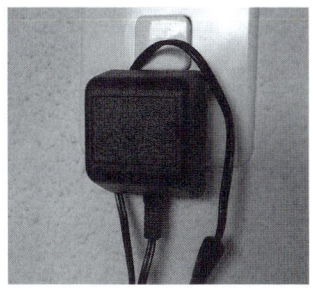

Im Schlafzimmer sollten sich möglichst wenig elektrische Anlagen befinden. Stecken Sie nachts alle Geräte aus, vor allem Trafos von Ladestationen und elektronischen Geräten.

Fernsehgerät und Computer: Sie können die Qualität Ihres Schlafes verbessern, wenn Sie vor dem Einschlafen weder Fernseher noch Computer im Schlafzimmer laufen lassen. Diese strahlen ein relativ breites Frequenzspektrum ab, das im Körper zu Stresssymptomen führen kann. Wenn Sie nicht darauf verzichten wollen, unterbrechen Sie die Zuleitung dieser Geräte, und lüften Sie regelmäßig.

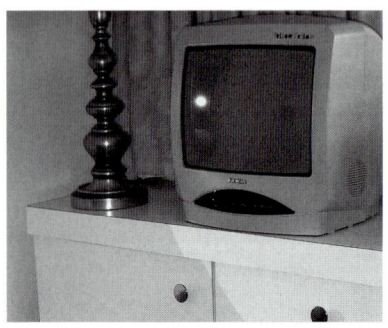

TV und PC sollten nachts ausgesteckt oder per Schalter unterbrochen werden. Da sie elektrostatische Ladungen aufbauen können, sollte vor dem Einschlafen der Raum gut gelüftet werden.

Lampen: Sparlampen und Leuchtstoffröhren sind für das Schlafzimmer nicht zu empfehlen. Am besten eignen sich Lampen mit Glühbirnen, weil sie am wenigsten Elektrosmog verursachen und eine unbedenkliche Lichtqualität erzeugen. Achten Sie bei Halogenleuchten darauf, dass die Glühmittel UV-Filter haben und nicht zu grell sind. Außerdem sollte sich der Lichtschalter vor dem Trafo befinden (dieser verursacht sonst ununterbrochen ein starkes Magnetfeld).

Wenn Sie keinen Netzfreischalter haben, sollten Sie Lampen so einstecken, dass der Schalter die Phase und nicht den Nullleiter unterbricht. Mit einem Messgerät für elektrische Felder können Sie im Kabelabschnitt hinter dem Schalter prüfen, mit welcher Steckerposition das geringere Feld entsteht (siehe Seite 151).

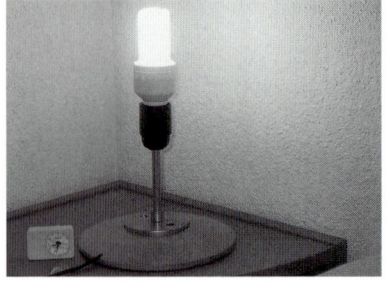

Sparlampen und Leuchtstoffröhren sind für das Schlafzimmer nicht geeignet. Neben bemerkenswerten magnetischen und elektrischen Feldern erzeugen sie einen minimalen Anteil ionisierender Strahlung.

Elektrische Kabel: Achten Sie in Bettnähe ganz besonders auf möglichst kurze Kabel (am besten 3-polig). Vermeiden Sie eingesteckte Kabel, die um das Bett herum verlaufen, und Kabelschlaufen, die unter dem Bett liegen. Ohne Netzfreischaltung sind rund um das Bett abgeschirmte Kabel empfehlenswert.

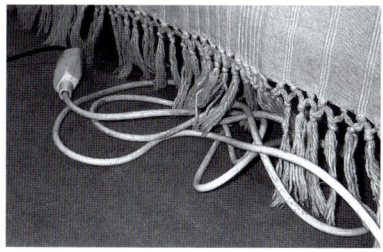

Eingesteckte Kabel erzeugen ein elektrisches Feld, das im Körper eine Spannung induziert. Bei aufgewickeltem Kabel steigt die Körperspannung schnell auf über 4 V an – ein Wert, der langfristig zu gesundheitlichen Störungen führen kann.

Heizdecken und Wasserbetten: Heizdecken und die Heizungen von Wasserbetten verursachen relativ starke magnetische Wechselfelder, die langfristig zu Schlafstörungen und Übersäuerung führen können. Am besten heizen Sie das Bett vor der Benutzung auf. Ziehen Sie den Stecker unbedingt heraus, bevor Sie sich hinlegen. Bei einem guten Wasserbett genügt die eigene Körperwärme, um die Temperatur über Nacht konstant zu halten. Bei Wasserbetten sind externe Heizungen besser als solche, die sich direkt in der Matratze befinden.

Elektrisch verstellbare Betten: Wer nicht aus gesundheitlichen Gründen darauf angewiesen ist, sollte auf ein elektrisches Bett verzichten. Die Körperstellen über den elektrischen Spulen und der Mechanik sind einer starken Belastung ausgesetzt, und es muss langfristig mit Beschwerden gerechnet werden. Einige Modelle dieser Betten verfügen außerdem über ständig aktive Steuertransformatoren. Erst wenn die Stromzufuhr unterbrochen wird, lassen sich die magnetischen und elektrischen Wechselfelder zuverlässig vermeiden. Die Spulen und Metallteile unter dem Körper können sich auch als Antenne für umliegende Störquellen als problematisch erweisen.

Federkernmatratzen: Der flächendeckende Elektrosmog ist heute so stark geworden, dass Federkernmatratzen zu einem echten Risiko geworden sind. Die spiralförmige Wicklung jeder Feder kann magnetische Felder verstärken und auf Hochfrequenz und

Erdstrahlung Antenneneffekt haben. Es gibt Häuser, in denen die Wirkung einer Federkernmatratze durchaus mit dem Nagelbett eines Fakirs verglichen werden kann. Wenn Sie nicht gleichzeitig dessen Fähigkeiten entwickeln wollen, verzichten Sie besser auf eine solche Matratze.

Nachtspeicherheizung: Elektroheizungen, die während des Schlafes mit starken Strömen erwärmt werden, sind im Schlafzimmer problematisch. Das Bett sollte zu den Leitungen und den Heizelementen einen möglichst großen Abstand haben. Solange die Temperatur es erlaubt, schalten Sie den Schlafzimmerofen nachts am besten beim Sicherungskasten aus.

Netzfreischalter: Spätestens wenn Schlafstörungen, Nervosität und Übersäuerung zum Problem geworden sind, lohnt sich der Einbau eines Netzfreischalters auf der Schlafzimmerleitung. Sobald Sie im Schlafzimmer den letzten Schalter ausgestellt haben, trennt dieses Gerät im Sicherungskasten den Strom von der Leitung und schaltet diesen automatisch erst wieder ein, wenn Sie erneut Licht anmachen. Der Einbau muss fachgerecht vom Elektriker ausgeführt werden. Stecken Sie im Schlafraum eine Kontrollleuchte ein, damit Sie sofort erkennen, wenn auf derselben Leitung noch nicht alle Geräte ausgestellt sind.

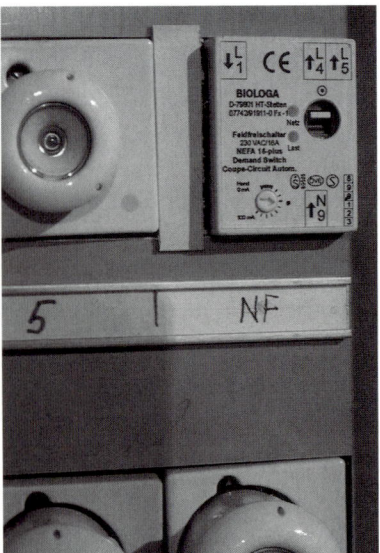

Der im Sicherungskasten eingebaute Netzfreischalter unterbricht den Strom, sobald die letzte Lampe ausgeschaltet wird. Damit wird der Elektrosmog im Schlafzimmer messbar reduziert.

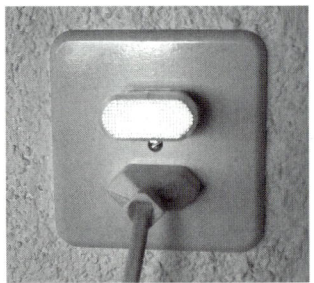

Eine Kontrollleuchte zeigt im Schlafzimmer an, wenn noch nicht alle Geräte ausgestellt sind und somit die Leitung weiterhin unter Spannung steht.

Satellitenempfänger: Ein an der Außenwand des Schlafzimmers montierter Satellitenempfänger kann sich auf den Schlaf und das Wohlbefinden negativ auswirken. Baubiologen empfehlen mindestens 12 m Abstand zwischen der Satellitenschüssel und den Betten.

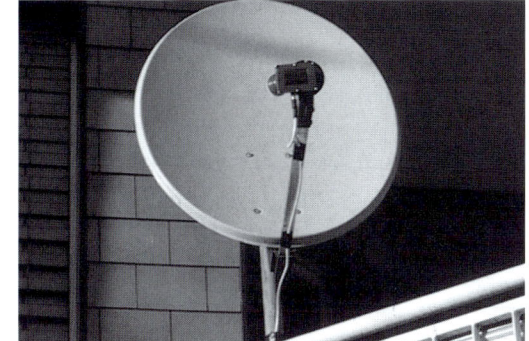

Ausgerichtete Satellitenempfänger erzeugen in der Nähe ein Resonanzfeld, das nicht nur für empfindliche Menschen problematisch wird. Achten Sie auf möglichst großen Abstand zu den Schlafzimmern.

Wohnzimmer/Esszimmer

Hier wirkt sich Elektrosmog weniger nachteilig aus als im Schlafraum. Beachten Sie trotzdem die folgenden Ratschläge:

Telefon: Wenn Sie ein DECT-Telefon besitzen, ersetzen Sie es mit dem drahtlosen Vorgänger des Standards CT1+, oder entscheiden Sie sich für ein Kabeltelefon (noch besser!). Behalten Sie auf jeden Fall mindestens ein Kabeltelefon, auf dem Sie die längeren Gespräche mit einer minimalen Belastung führen können. Solange Sie das DECT-Telefon noch nutzen wollen, stellen Sie es möglichst weit weg von Bettplätzen und Sitzecken. Denken Sie dabei bitte auch an Ihre Nachbarn!

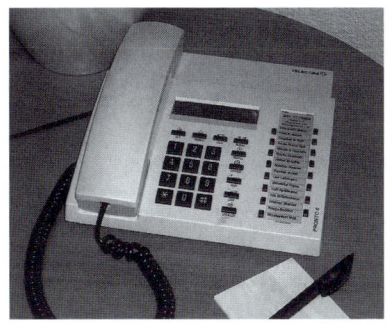

Kabeltelefone haben im Vergleich zu allen Funktelefonen einen sehr geringen Anteil an Elektrosmog. Wenn Sie zum Telefonieren nicht wirklich umher gehen müssen, empfiehlt sich immer ein Kabeltelefon. Bei Funktelefonen bietet der CT1+-Standard die geringste Belastung.

Fernseher und Video/DVD: Röhrenbildschirme sind bei Betrieb beachtliche Strahlenquellen mit verschiedenen Störfaktoren: starke elektrische und magnetische Felder, elektrostatische Felder, hochfrequente Felder und in geringem Ausmaß sogar ionisierende Strahlung im Röntgenbereich. Nehmen Sie beim Fernsehen genügend Abstand – als Faustregel gilt: mindestens 6-mal die Diagonale des Bildschirms.

Stellen Sie den Fernseher mit dem Hauptschalter und nicht mit der Fernbedienung aus. Der Standby-Betrieb kann Sie pro Jahr bis zu € 20,– mehr Strom kosten. Unterbrechen Sie mittels geschalteter Steckleiste auch alle Geräte rund um den Fernseher, wenn Sie diese nicht benutzen. Videogeräte müssen nur am Netz bleiben, wenn Sie öfters Sendungen während Ihrer Abwesenheit aufzeichnen wollen.

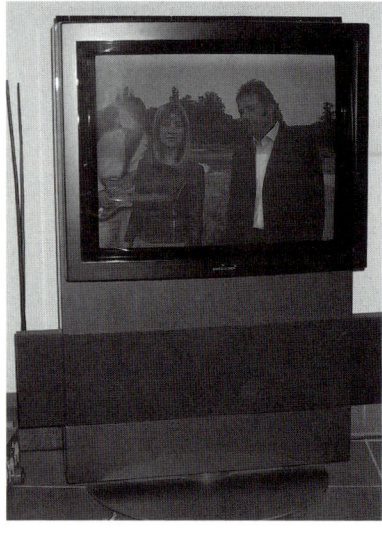

Zu Fernseher mit Röhrenbildschirmen sollten Sie genügend Abstand einhalten. Stellen Sie das Gerät nicht nur mit der Fernbedienung, sondern mit dem Hauptschalter aus, da Trafos und Steuerung sonst weiterhin in Betrieb sind und Elektrosmog erzeugen.

Esstischlampe: Auch über dem Esstisch haben sich Leuchtstoffröhren und Sparlampen als ungünstig erwiesen. Am verträglichsten sind Lampen mit Glühbirne ohne Dimmer. Beliebt sind wegen ihres modernen Designs Halogenleuchten. Je nach Konstruktion können bei eingeschalteten Halogenleuchten jedoch starke magnetische Wechselfelder entstehen, die eine hohe Belastung für Augen und Gehirn darstellen. Das ist immer dann der Fall, wenn die beiden Niedervoltkabel als Aufhängung dienen und dadurch einen großen Abstand zueinander haben. Diese Konstruktionen verursachen wesentlich mehr Elektrosmog als solche mit verdrillten Kabeln. Um die abendlichen Stunden am Tisch elektrobiologisch angenehmer zu gestalten, lässt sich eine schöne Lampe notfalls mit einer verdrillten Zuleitung umbauen.

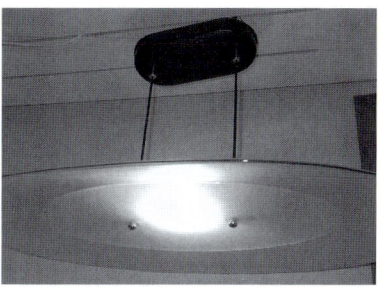

Liegen bei Halogenleuchten die beiden Kabel als Aufhängung relativ weit auseinander, entsteht bei Betrieb ein großes Magnetfeld. Bei Tisch kann es nach längerer Zeit zu Augenreizungen oder Verspannungen im Kopf führen.

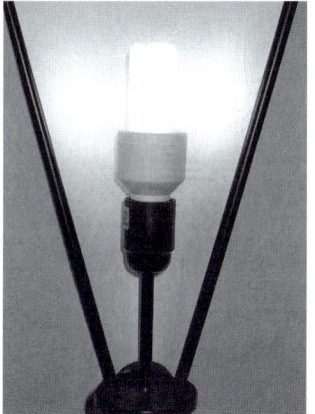

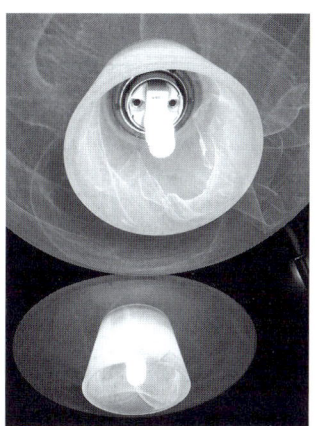

Links: Als Leselicht in Körpernähe ungeeignet: Sparlampen und Leuchtstoffröhren.

Rechts: Halogenleuchten ohne UV-Filter stehen in Verdacht, Augentrübungen zu verursachen. Mindestens 2 m Abstand ist hier empfehlenswert.

Leselampe: Vermeiden Sie Leuchtstoffröhren, Sparlampen und zu starke direkte Halogenstrahler. Metallene Stehlampen sollten mittels 3-poligem Kabel geerdet sein. Dimmer können in reduzierter Position spitze Impulse überlagern, auf die der Organismus empfindlich reagiert.

HiFi-Anlage: Bei 95 % aller Modelle sind die Trafos in Betrieb, sobald die Zuleitung eingesteckt ist. Bei mehreren Komponenten entsteht hier nicht nur viel Elektrosmog, sondern auch ein erheblicher Stromverbrauch. Beides lässt sich wesentlich reduzieren, wenn Sie alle Geräte über eine schaltbare Steckleiste an- und ausstellen.

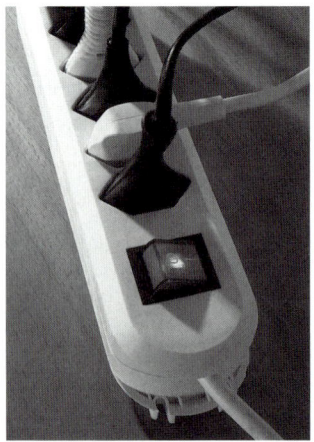

Schalten Sie die einzelnen Geräte Ihrer HiFi-Anlage über eine Steckleiste mit Leuchtschalter ein und aus.
Es gibt Steckleisten, welche die einzelnen Steckplätze erst dann automatisch einschalten, wenn das Hauptgerät über die Mastersteckdose in Betrieb genommen wird.

Metallmöbel: Elektrische Geräte, die auf oder in der Nähe metallener Möbel stehen, setzen diese unter Spannung (oft bis zu 30 V). Bei einem langfristigen Aufenthalt in deren Nähe stellt dies eine nicht zu unterschätzende Belastung dar. Werden die Möbel über die Erdleitung der Steckdose sachgemäß geerdet, lässt sich das Problem gut beheben.

Arbeitsraum

Wenn Sie merken, dass Sie auf die elektrischen Geräte an Ihrem Arbeitsplatz reagieren und öfters nervös oder kribbelig werden, lohnt es sich unbedingt, auch hier die eine oder andere Sanierung vorzunehmen.

PC-Bildschirm: Die meisten Röhrenbildschirme erfüllen die heutige Norm MPR 2 oder TCO und gelten als strahlungsarm. Trotzdem kann die tägliche Arbeit vor dem Bildschirm zu Nervosität und Reizung der Augen führen, da neben Hochfrequenzfeldern auch minimale Anteile ionisierender Röntgenstrahlen entstehen. Achten Sie deshalb auf genügend Abstand, und schaffen Sie sich notfalls einen geerdeten Bildschirmfilter an, der die Strahlung noch einmal deutlich reduziert. Ideal sind Flachbildschirme, die viel geringere Felder und keine ionisierende Strahlung verursachen.

Ein auf oder vor dem Bildschirm platzierter Rosenquarz kann Elektrosensibilität vermindern. Der Stein sollte jedoch regelmäßig unter fließendem Wasser gewaschen werden.

Computer und Peripheriegeräte: Achten Sie bei allen Geräten und den damit verbundenen Trafos auf genügend Abstand zum Körper. Schließen Sie alle Geräte über eine geschaltete Steckleiste an, die Sie nach der Arbeit wieder ausschalten können. Geräte, die Sie nur selten benutzen, können Sie bei Gebrauch über eine zweite Steckleiste zuschalten.

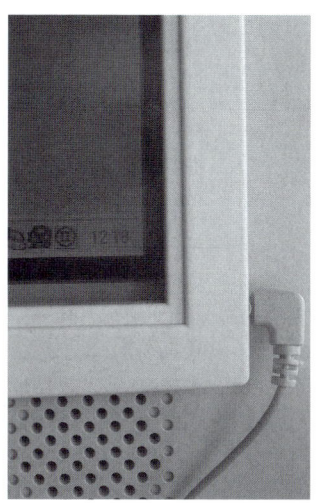

Die Strahlung von Röhrenbildschirmen lässt sich mit einem geerdeten Bildschirmfilter wesentlich reduzieren. Dies empfiehlt sich vor allem bei älteren Modellen. Neben den elektrischen Feldern wird durch diesen Filter auch die Röntgenstrahlung vermindert.

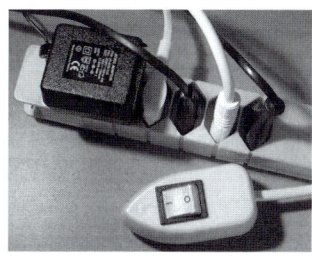

Die Kabel von PC, Drucker und diversen Peripheriegeräten lassen sich über eine geschaltete Steckleiste vollständig ausstellen. Es gibt Modelle, bei denen der Strom mit einem am Tisch befestigten Leuchtschalter ein- und ausgestellt wird.

Kopiergeräte und Laserdrucker: Beim Druckvorgang entsteht während des Einbrennens Ozon. Dieses Gas reizt die Atemwege und wird deshalb im Gerät durch einen Ozonfilter neutralisiert. Ersetzen Sie diesen Filter, wenn Ihr Gerät nach vielen Betriebsstunden nach Ozon riecht.

Telefon und Anrufbeantworter: Ziehen Sie ein Telefon mit Kabelanschluss einem drahtlosen Gerät vor, insbesondere wenn Sie sowieso sitzend telefonieren. Bei Bedarf können Sie mit einem zweiten Telefon des Standards CT1+ auf derselben Leitung den Platz auch während des Gesprächs verlassen. Bei den Telefonapparaten mit integriertem Anrufbeantworter funktionieren die besten Geräte ohne Stromanschluss: Sie werden nur über die Betriebsspannung der Telefonleitung bedient und benötigen deshalb keinen Trafo.

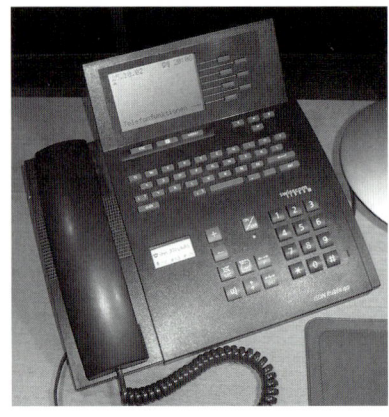

Sitzend, mit einem Kabelanschluss zu telefonieren, hat durchaus seine Vorzüge: Der Elektrosmog reduziert sich auf ein vernünftiges Minimum; außerdem sind Stift und Notizpapier immer griffbereit.

Es gibt gute Telefone mit integriertem Anrufbeantworter, die nicht auf Strom angewiesen sind und deshalb ohne Trafo funktionieren.

Fax: Alte Geräte können nur empfangen, wenn sie ununterbrochen am Stromnetz hängen. Die neueren lassen sich zum Beispiel über Nacht vom Netz trennen und sammeln ankommende Nachrichten in einem Speicher. Erst beim nächsten Einschalten werden alle in der Zwischenzeit erhaltenen Faxe ausgedruckt. Dies ermöglicht eine Reduktion des Elektrosmogs und des Stromverbrauchs und eignet sich sehr gut für das Heimbüro.

Tischlampe: Vermeiden Sie Tischlampen mit Leuchtstoffröhren oder Energiesparlampen. Achten Sie bei Halogenleuchten auf einen UV-Filter und genügend Abstand zum Trafo.

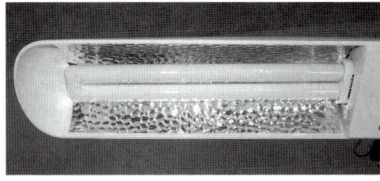

Tischlampen mit Leuchtstoffröhren erzeugen elektrische und magnetische Felder von beachtlicher Stärke. Außerdem hat ihr Licht Anteile, die für das Auge ungesund sind.

Elektrostatische Felder: Viele elektrische Geräte, insbesondere der Bildschirm, verursachen im Raum statische Felder, die im Körper die bioelektrischen Abläufe stören. Achten Sie darauf, dass diese Felder durch regelmäßiges Lüften und genügend Luftfeuchtigkeit abgebaut werden können. Pflanzen, die viel Wasser benötigen, sind hierzu sehr nützlich. Es gibt jedoch auch Teppiche, die mit einer speziellen Beschichtung die statischen Felder ableiten. Wenn Sie am Arm, mit der Sie die Maus bedienen, Probleme beobachten, könnte Ihnen eine antistatische Mausmatte helfen.

Kinderzimmer

Kinder reagieren sensibler auf Elektrosmog als Erwachsene, weil der Aufbau ihrer Zellen viel feiner ist. Mancher Säugling schreit beispielsweise nächtelang wegen einem DECT-Telefon und bringt die Eltern damit fast zur Verzweiflung. Wird das Gerät vom Strom getrennt, beruhigt sich das Kind recht schnell und beginnt oft bald durchzuschlafen.

DECT-Telefone: Kinderzimmer sollten im Umkreis von mindestens 12 m von allen umliegenden DECT-Telefonen verschont bleiben. Das kann zwar einige Gespräche mit den Nachbarn erfordern, lohnt sich für die Gesundheit der Kinder aber in jedem Fall.

Babyphon: Stellen Sie das Babyphon und dessen Trafo möglichst weit weg vom Kinderbett, und setzen Sie es nur ein, wenn unbedingt nötig. Vermeiden Sie Geräte, die das Signal über die Stromleitung senden, weil dadurch das ganze Haus belastet wird. Ideal sind Geräte, die nur senden, wenn ein Geräusch wahrgenommen wird (voice operated).

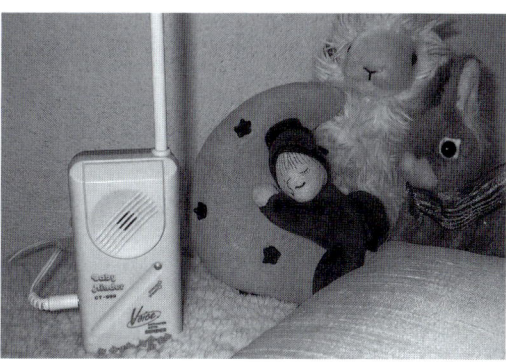

Ein Babyphon sollte nur dann senden, wenn auch tatsächlich ein Geräusch im Zimmer ertönt. Achten Sie darauf, das Gerät und den Trafo möglichst weit weg vom Bett aufzustellen, um das Kind nicht unnötig zu belasten.

Lampen: Vermeiden Sie vor allem Leuchtstoffröhren und Sparlampen. Achten Sie bei Halogenleuchten darauf, dass das Licht nicht zu grell ist und dass die Glühmittel UV-Filter haben. Das idealste Licht für Kinderzimmer sind Lampen mit normalen Glühbirnen.

Kinder sollten nachts möglichst im Dunkeln schlafen können, damit die Zirbeldrüse über das Hormon Melatonin den Schlafrhythmus gut regulieren kann. Die Kindernachtleuchten sollten spätestens nach dem Einschlafen ausgesteckt werden.

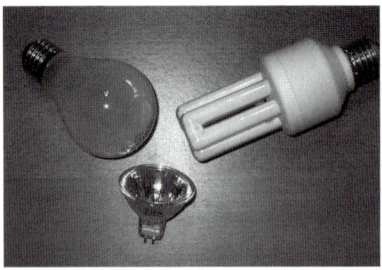

In Kinderzimmern eignen sich
Lampen mit Glühbirnen am besten.

Geräte: Wenn bei älteren Kindern die Faszination der Elektronik erwacht, sollte darauf geachtet werden, dass alle Geräte mit Trafo nur während des Gebrauchs über eine geschaltete Steckleiste eingeschaltet werden. Ein Schalter mit Kontrollleuchte zeigt an, wann die Steckleiste unter Spannung steht.

Computer: Achten Sie darauf, dass auch der Computer nur während der Benutzung eingeschaltet wird und dass er möglichst viel Abstand zum Bett hat. Da Kinder die Angewohnheit haben, sehr nahe zum Bildschirm zu rücken, eignet sich in erster Linie ein Flachbildschirm. Ein konventioneller Röhrenbildschirm sollte unbedingt strahlungsarm sein oder einen geerdeten Bildschirmfilter haben.

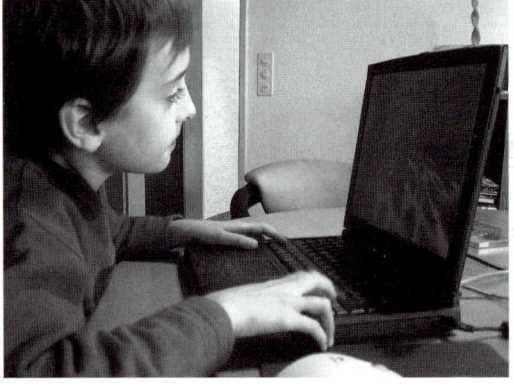

Kinder haben die Angewohnheit, sehr nahe zum Bildschirm zu rücken. Um die Belastung für die Augen zu verringern, eignen sich am besten Flachbildschirme.

Küche

Die Küche ist der aktivste Raum und erlaubt deshalb auch höhere Werte als der Wohn- oder Schlafraum. Trotzdem sollten Sie auf Folgendes achten:

Mikrowellenherd: Der Mikrowellenherd gehört zu den stärksten Verursachern von Elektrosmog. Während des Betriebs sollten sich die Kinder nicht in der Küche aufhalten oder mindestens 5 m weit entfernt sein. Für Erwachsene gilt ein Mindestabstand von 2 m. Schauen Sie während des Betriebs nie durch die Tür ins Innere des Mikrowellenherdes; dies kann innerhalb kürzester Zeit zu irreparablen Augentrübungen führen. Achten Sie darauf, dass die Türdichtung stets sauber ist und sich gut schließen lässt. Bereits ein paar Brotkrümel können hier die Leckstrahlung um ein Vielfaches erhöhen.

Insgesamt gibt es bereits so viele Hinweise auf die Schädlichkeit des Mikrowellenherdes, dass es sich für Ihre Gesundheit durchaus lohnt, darauf zu verzichten.

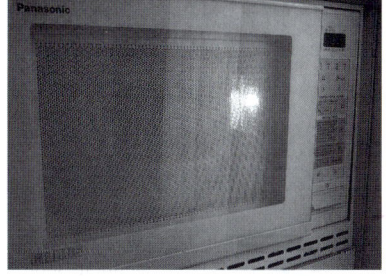

Der Mikrowellenherd ist mit Abstand die ungesündeste Art der Nahrungszubereitung. Wenn Sie nicht darauf verzichten wollen, halten Sie während des Betriebs möglichst große Distanz zum Gerät, und vermeiden Sie unbedingt, durch das Glas ins Innere zu schauen.

Induktionsherd: Leider werden neue Erfindungen nicht über einen längeren Zeitraum auf ihre biologische Verträglichkeit hin getestet, bevor sie auf den Markt kommen. Beim Induktionsherd werden die Eisenmoleküle im Pfannenboden in Vibration versetzt und dadurch erwärmt. Da es im Blut Eisenatome und im Gehirn Magnetitkristalle gibt, lässt der Induktionsherd auch den Mensch nicht ganz »kalt«. Wie sich dies auf die Dauer auswirkt, weiß noch niemand. Auch hier gilt: Während des Betriebs einen möglichst großen Abstand halten. Nutzen Sie auch bei gewöhnlichen Elektroherden – vor allem während der Schwangerschaft – vorwiegend die hinteren Kochplatten.

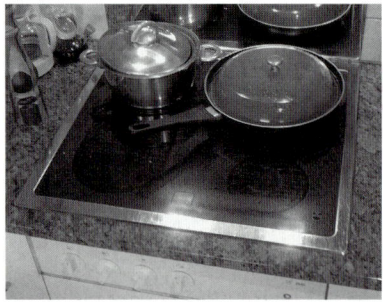

Wenn Sie sich lange vor dem Herd aufhalten, nutzen Sie vor allem die hinteren Kochplatten. Sie können dadurch die Belastung auf Bauch und Geschlechtsorgane reduzieren.

Küchengeräte: Jedes Küchengerät verursacht mehr oder weniger Elektrosmog. Da die Einwirkung in der Regel aber nur kurzfristig ist, braucht man sich hier keine übertriebene Sorge zu machen. Wenn der Körper in guter Verfassung ist, verarbeitet er solch kurzfristige Belastungen recht gut.

Es gilt jedoch einen sicheren Abstand zu halten. Schwangere sollten zum Beispiel den Küchenmixer nicht in direkter Bauchnähe betätigen.

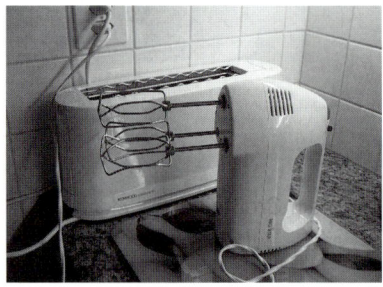

Viele Küchengeräte erzeugen starke Felder. Da sie jedoch meist nur kurzzeitig gebraucht werden, haben sie in der Regel keine nachteiligen Wirkungen auf den Organismus.

Badezimmer

Im Badezimmer ist in erster Linie auf den Schutz des Menschen vor einem Elektroschock zu achten. In neueren Häusern ist dazu normalerweise ein Personenschutzschalter (FI-Schalter) eingebaut worden. Dieser unterbricht die Stromzufuhr augenblicklich, wenn ein Fehlerstrom über die Wasserleitung oder über einen Menschen abgeleitet wird.

Ladegerät der elektrischen Zahnbürste und des Rasierapparats: Die meisten Akku-Geräte stehen den ganzen Tag auf der Ladestation, obwohl sie dies gar nicht nötig hätten. Bei einem vierköpfigen Haushalt hält der Akku einer elektrischen Zahnbürste

Akku-Ladegeräte von elektrischer Zahn-
bürste oder Rasierer erzeugen ständig
Elektrosmog, sobald sie eingesteckt sind.
Stecken Sie diese Geräte erst dann für
ein paar Stunden ein, wenn Sie den leeren
Akku wieder laden möchten.

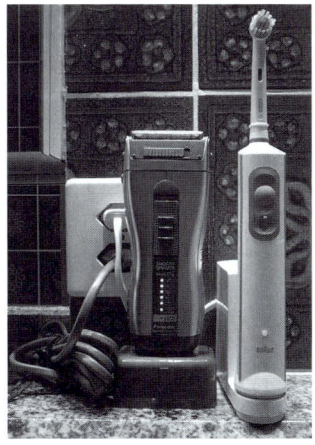

**mindestens eine Woche lang, bis er vollständig leer ist. Danach
genügen oft nur eine oder zwei Stunden Ladezeit und er läuft wieder für eine weitere Woche. Es lohnt sich deshalb, das Ladegerät
erst dann für ein paar Stunden einzustecken, wenn der Akku entladen ist. Sie sparen damit Strom und vermeiden unnötigen
Elektrosmog.**

Tipps für Neubauten und Umbauten

Mit der richtigen Bauweise kann bereits ein Großteil des Elektrosmogs
verhindert werden. Hier ein paar Grundsätze, auf die man achten sollte:

Gute Erdung: Größere Metallteile, die eingesetzt werden, sollten
über eine gemeinsame Potentialausgleichsschiene geerdet werden. Bei Betonkonstruktionen ist es wichtig, die Armierung über
Leitungen mit großen Querschnitten sachgemäß zu erden. In alten
Häusern ohne diese Erdung kann es manchmal notwendig werden,
die Armierung nachträglich zu erden, um die Entstehung verschiedener Felder zu vermeiden. Auch Metalltreppen und -gelän-

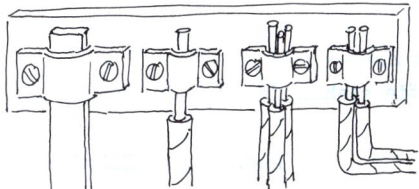

Potentialausgleich.
Alle Erdleitungen sollten im Haus
über dieselbe Schiene laufen.
Dadurch werden Spannungs-
unterschiede und elektrische
Felder vermieden.

der sollten geerdet werden, damit umliegende Leitungen keine Spannung induzieren können.

Die Führung der Stromleitungen: Wenn Leitungen entlang der Wände gelegt werden, erhöht sich die Körperspannung der Bewohner durch kapazitive Ankoppelung zum Teil erheblich. In alten Holzhäusern, die nachträglich mit Elektrizität ausgerüstet worden sind, ist dies besonders dann problematisch, wenn die Erdleitung über den Nullleiter geführt wird. Hier kann eine Sanierung mit abgeschirmten Leitungen einen wichtigen Beitrag zum Erhalt der Gesundheit leisten.

Bei der Planung eines Hauses kann von Anfang an darauf geachtet werden, dass die Leitungen von einer einzigen Steigleitung aus sternförmig zu den Steckdosen und Lampenanschlüssen geführt werden. Bei einer Betonkonstruktion erfolgt dies in der Regel automatisch. Schwieriger ist dies manchmal bei Holzbauten, obwohl es hier noch wichtiger ist.

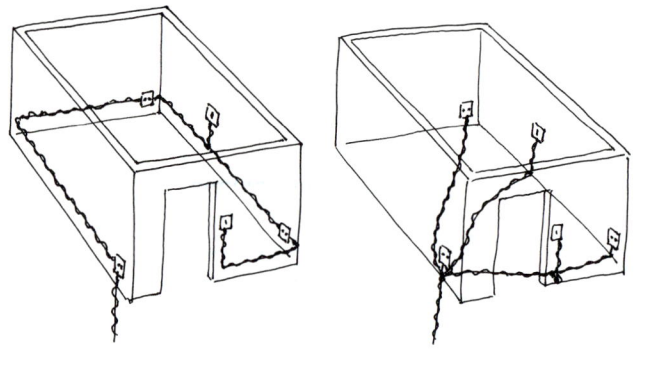

Links: Ringleitung. Die um den Raum herum führende Leitung induziert im Körper der Bewohner ungewöhnlich hohe Spannungen.

Rechts: Sternförmige Leitung. Trotz gleicher Anzahl von Anschlüssen werden hier die Bewohner viel weniger belastet.

Parallelität zwischen Metall und Stromleitung vermeiden: Liegen Metallteile über 2 bis 3 m parallel zu Stromleitungen, können in diesen Ströme induziert werden. Vermeiden Sie deshalb nach Möglichkeit Parallelführungen von Wasser und Stromleitungen im selben Leitungsschacht. Die Ankoppelung der elektromagnetischen Felder an die Wasserleitung verteilt den Elektrosmog im ganzen Haus und verschlechtert die energetische Qualität des Wassers. Wenn für Wasser und Strom derselbe Leitungsschacht benutzt werden muss, kann die Ankoppelung mittels abgeschirmter und geerdeter Kabel verhindert werden.

Stromleitungen können in parallel geführten Metallteilen Ströme induzieren. Vermeiden Sie dies, wo immer möglich, oder verwenden Sie abgeschirmte Leitungen.

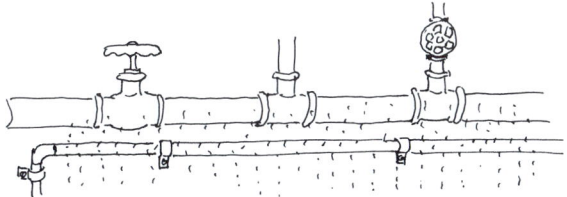

Natürliche Baumaterialien bevorzugen: Gegenüber Kunststoffen haben natürliche Materialien durch ihre relativ gute Leitfähigkeit den Vorteil, dass sie elektrische Felder besser abbauen. Sie verringern damit die Entstehung elektrostatischer Ladungen, die im Körper zu Störungen führen können.

In der Nähe von Antennen haben sich Steinhäuser besser bewährt als Holzhäuser, weil Stein günstigere Abschirmeigenschaften besitzt. Wer trotzdem nicht auf Holz verzichten möchte, kann bereits mit schmalen Schaumbetonsteinen wirkungsvoll die Mikrowellenstrahlung reduzieren.

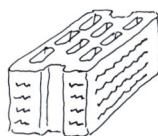 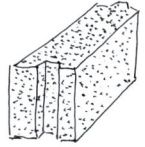 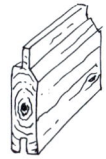

Ziegelstein und Schaumbeton absorbieren Mikrowellen besser als Holz.

Aluminium-Dampfsperren: Isolationsmaterial mit Aluminium-Dampfsperre kann unter bestimmten Umständen das Haus auf einer Seite gegen Hochfrequenz abschirmen. Allerdings sollte es dann gut geerdet werden. Das Haus allseitig mit Aluminium-Dampfsperren einzukleiden, ist jedoch nicht empfehlenswert, weil sich dadurch die Belastung noch verstärken kann; vor allem als Dachisolation werden damit Hochfrequenzfelder und Erdstrahlen vermehrt im Hausinneren reflektiert.

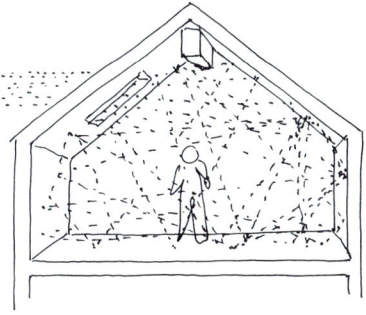

Aluminium-Dampfsperren sind problematisch, weil sich dadurch Erdstrahlung und Hochfrequenz vielfach reflektieren und somit wesentlich verstärken.

Metallene Fassaden: Für Wohnhäuser eignen sich Metallfassaden nicht, weil sie elektromagnetische Felder vielfach reflektieren. Wenn sie schlecht geerdet sind, bauen sich außerdem verstärkt elektrische Feldern auf.

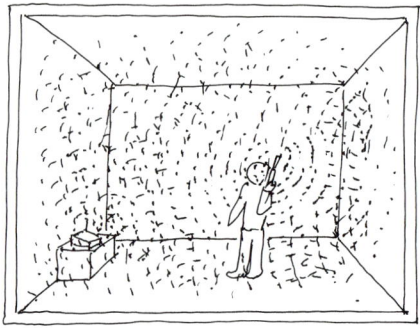

Größere Metallflächen sind für Wohnhäuser ungeeignet: Sie können verschiedene Felder durch Reflexion und Aufladung verstärken.

Beschichtete Fenster mit UV-Filter: Wärme isolierende Fenster haben heute meist eine hauchdünne metallene Beschichtung gegen UV-Strahlung. Diese Fenster haben den Vorteil, dass sie auch von außen eintretende Hochfrequenzstrahlung relativ gut abschirmen.

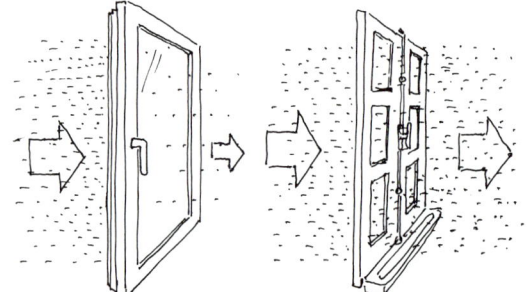

Dank UV-Filter-Beschichtung reduziert das linke Fenster auch den eindringenden Anteil der Mikrowellenstrahlung.

Lage des Schlafzimmers: In den meisten Fällen nimmt die Leistungsdichte der Funkwellen mit steigender Höhe zu. Wenn Sie elektrosensibel sind, sollten Sie deshalb bei einer Attikawohnung im obersten Geschoss eines Hochhauses erst die Verhältnisse überprüfen lassen. Bei einem mehrstöckig geplanten Haus kann es ratsam sein, die Schlafzimmer nicht im Dachgeschoss zu planen. Ein Ausweichzimmer in einem unteren Geschoss hat schon einigen die Nächte erleichtert, nachdem in der Nähe eine Antenne errichtet worden ist. Nachts reagiert der Körper (ruhend) auf technische Einflüsse mindestens 3-mal so sensibel wie tagsüber.

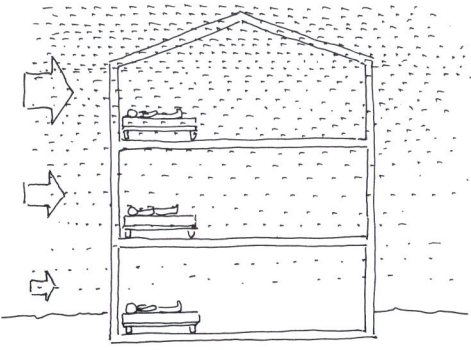

Funkstrahlung nimmt meistens mit zunehmender Höhe zu. Das Schlafzimmer in den unteren Etagen ist fast immer deutlich weniger belastet als in den höheren Geschossen.

Abgeschirmte Leitungen: Bei einem Neubau lohnt sich der Mehraufwand, zumindest für die Schlafzimmer abgeschirmte Kabel zu verwenden. Auch im Wohnzimmer kann daran gedacht werden. Sie reduzieren damit die Entstehung elektrischer Wechselfelder, die heutzutage mit immer mehr hochfrequenten Signalen überlagert werden.

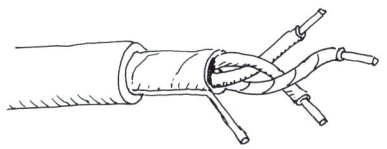

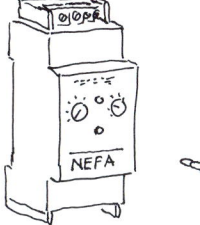

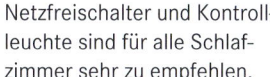

In abgeschirmten Leitungen werden die einzelnen Kabel mit einem geerdeten Mantel umhüllt. Bei fachgerechter Montage entsteht dadurch kein elektrisches Feld mehr.

Netzfreischalter und Kontrollleuchte sind für alle Schlafzimmer sehr zu empfehlen.

Netzfreischalter: Die Kinder- und Schlafzimmerzuleitungen sollten nachts mittels Netzfreischalter beim Ausstellen des letzten Gerätes automatisch vom Netz getrennt werden.

Wasserqualität: Wenn die Wasserversorgung noch über Metallrohrleitungen erfolgt, ist das Wasser meist auch mit Elektrosmog belastet. Für eine energetisch bessere Wasserqualität kann hinter der Wasseruhr – auf einer Länge von ca. 1 m – ein Kunststoffrohr eingebaut werden. Das verhindert, dass elektromagnetische Felder von außen über die Wasserleitung im Haus verteilt werden. Wasserbelebungsgeräte, die hinter dem Kunststoffteil montiert werden, funktionieren auf diese Weise wirkungsvoller.

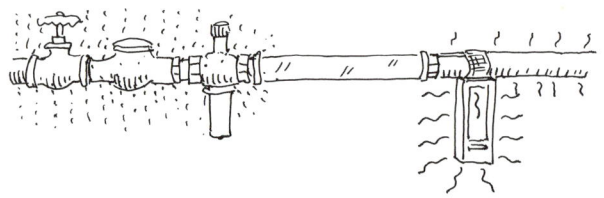

Ein Kunststoffrohr hinter der Wasseruhr reduziert den über die Leitungen ins Haus dringenden Elektrosmog und verstärkt die Wirkung von Wasserbelebungsgeräten.

Dachrinnen: Ziehen Sie Dachrinnen aus Kunststoff den Metalldachrinnen vor. Sie vermeiden damit elektrische Aufladungen und Reflexionen von Funkwellen und Erdstahlungen.

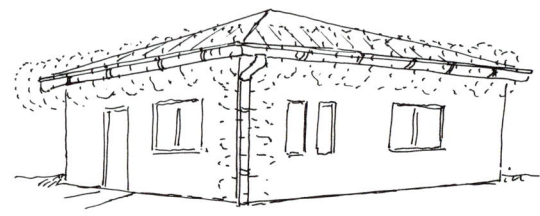

Dachrinnen aus Metall können auf Funkwellen und Erdstrahlen Antennenwirkung haben und diese verstärken.

Sanierungen und Schutzmaßnahmen

Netzfreischaltung ✳✳✳
Schutz vor elektrischen Feldern des Haushaltsstroms

Sobald elektrische Leitungen, Verlängerungskabel und Gerätezuleitungen unter Spannung stehen, verursachen sie elektrische Felder – und zwar auch dann, wenn die Geräte keinen Strom beziehen, also ausgeschaltet sind. Diese elektrischen Felder setzen wiederum unseren Körper unter Wechselspannung und stören damit die biochemischen Reaktionen.

Für den Körper bedeutet dies Stress, der über kurz oder lang zu gesundheitlichen Problemen führen kann.

Wie im Kapitel »Was verursacht technischen Elektrosmog« beschrieben, kann ein unter dem Bett liegendes, eingestecktes Verlängerungskabel bei der darüber liegenden Person eine Spannung von 4 bis 6 V erzeugen. Zum Vergleich: Ab 0,5 V gilt ein Schlafplatz langfristig bereits als belastet.

Wenn man nun jede Nacht die Sicherung beim Stromverteilerkasten herausnehmen würde, wäre die Entstehung des elektrischen Feldes in der Nähe der Leitungen und Kabel verhindert und der Körper entlastet. Eine einfache Sanierung, die man spätestens nach einer Woche wieder vergisst, weil der allabendliche und morgendliche Gang zum Sicherungskasten mühsam wird. Der Einbau eines Netzfreischalters nimmt uns diese Arbeit ab – und sogar noch viel schneller, als wir das je tun könnten. Sobald die Nachttischlampe ausgeschaltet wird, unterbricht dieses Zusatzgerät im Sicherungskasten den Strom und schaltet ihn erst wieder an, wenn das nächste Mal ein Schalter betätigt wird.

Wie der Netzfreischalter funktioniert:

Er hat die Größe eines normalen Sicherungsautomaten und wird neben diesen vom Elektriker im Sicherungskasten montiert. Da vor allem die Schlafzimmer von den Auswirkungen der elektrischen Felder befreit werden sollten, integriert man ihn in die Leitung, welche die Schlafzimmer bedient. Seine integrierte Elektronik registriert, ob Strom gebraucht wird oder nicht. Solange irgend ein Stromverbraucher eingeschaltet ist, lässt der Netzfreischalter die 220 V Wechselspannung auf der Leitung. Erst beim Unterbrechen des letzten Verbrauchers, zum Beispiel der letzten Nachttischlampe, trennt er die Leitung nach wenigen Sekunden vom Netz und legt eine Prüfspannung von etwa 5 V Gleichstrom an. Mithilfe dieser Prüfspannung registriert er innerhalb eines Bruchteils einer Sekunde, wann er wieder 220 V Wechselspannung auf die Leitung schalten muss. Achtung: Es gibt versteckte Stromverbraucher wie Radiogeräte, elektrische Zahnbürsten, Ladegeräte oder Zeitschaltuhren, die verhindern, dass der Netzfreischalter die 220 V Wechselspannung ausschalten kann. Diese Geräte müssen also durch Ausstecken oder Unterbrechen vom Netz getrennt werden (siehe Seite 77/88).

Damit man die einwandfreie Funktion des Netzfreischalters im Auge behalten kann, empfiehlt es sich, im Schlafzimmer gut sichtbar eine Kontrollleuchte einzustecken. Diese Leuchte ist mit einem schwachen Glimmlämpchen ausgerüstet, das selbst so wenig Strom braucht, dass es vom Netzfreischalter nicht registriert wird.

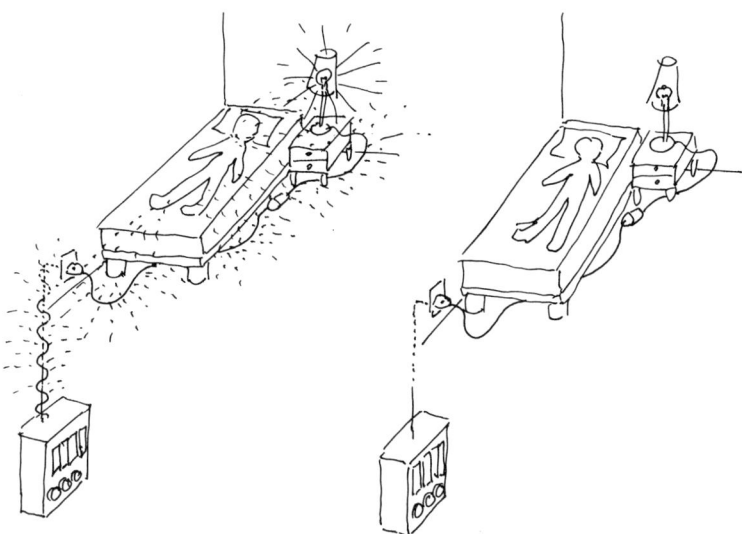

Netzfreischalter in Tagposition: Solange im Schlafzimmer Strom gebraucht wird, lässt der Netzfreischalter die 220 V Wechselspannung des Haushaltsstroms auf der Leitung. Dadurch entstehen in der Nähe von Kabeln, Leitungen und Geräten elektrische Felder, die – je nach Stärke – für einen gesunden Schlaf eine erhebliche Belastung darstellen können.

Netzfreischalter in Nachtposition: Wenn die letzte Nachttischlampe ausgestellt wird, realisiert der Netzfreischalter, dass kein Strom mehr gebraucht wird. Er schaltet die 220 V Wechselspannung vom Netz aus und legt einen batteriestarken Prüfstrom an. Mit diesem registriert er sofort, wenn wieder Haushaltsstrom gebraucht wird. Gegenüber der Netzspannung ist der Prüfstrom elektrobiologisch völlig unbedenklich.

Der Einbau eines Netzfreischalters in die Leitung der Schlafzimmer ist in den meisten Fällen empfehlenswert. Besonders in älteren Häusern mit elektrischen Installationen, die entlang der Wände verlegt worden sind, kann damit das elektrobiologische Klima wesentlich verbessert werden.

Mit einem Messgerät für die kapazitive Ankopplung an den Körper kann die Notwendigkeit für den Einbau eines Netzfreischalters im Vorfeld getestet werden: Im Bett liegend messen Sie erst mit eingeschalteter und anschließend mit ausgeschalteter Schlafzimmersicherung. Der Wert sollte bei ausgeschalteter Sicherung deutlich niedriger sein. Bei Körperspannungen von über 500 mV (0,5 V) lohnt sich ein Netzfreischalter in jedem Fall. Elektrosensible Menschen sollten bereits ab 100 mV (0,1 V) daran denken.

Netzfreischalter sind in erster Linie für die Schlafzimmer geeignet. In Räumen wie Büro oder Küche, in denen diverse Geräte nicht vom Netz getrennt werden können, sind sie sinnlos. Wer sich tagsüber viel im Wohnzimmer aufhält und dabei kein elektrisches Gerät in Betrieb nimmt, könnte auch hier an den Einbau eines Netzfreischalters denken.

Kontrollleuchte.
Eine im Schlafzimmer eingesteckte Kontrollleuchte zeigt immer an, wann in den Leitungen noch Spannung anliegt. Wenn beim Löschen der Nachttischlampe kein anderer Verbraucher mehr angeschlossen ist, erlischt die Kontrollleuchte nach wenigen Sekunden und gibt somit Gewähr über die Funktionstüchtigkeit des Netzfreischalters.

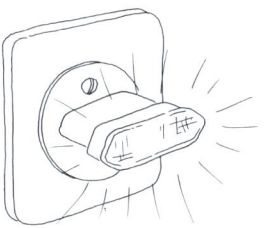

Schalter und Unterbrecher
Schutz vor magnetischen Feldern des Haushaltsstroms

Viele Geräte, die einen Trafo integriert haben, beziehen pausenlos Strom, auch wenn sie nicht in Betrieb sind. Bei einem Fernsehgerät, das nur mit der Fernbedienung ausgeschaltet wird, kann man dies am roten Lämpchen erkennen. Bei den meisten andern Geräten ist es bestenfalls durch ein leises Brummen hörbar oder durch die Erwärmung spürbar. Mit einem Magnetfelddetektor kann man sich bei jedem Gerät Gewissheit verschaffen. Im Zweifelsfall unterbricht man jedoch alle Geräte, die nicht benutzt werden, mit einem 220-Volt-Schalter. In 4-Personen-Haushalten kann dieses konsequente Ausschalten jährliche Einsparungen von deutlich über € 100,– ausmachen und gleichzeitig die Elektrosmogbelastung stark reduzieren.

Wer diese Geräte nicht immer durch Herausziehen des Steckers vom Netz trennen will, wählt die elegantere Lösung eines Unterbrechers oder Schalters.

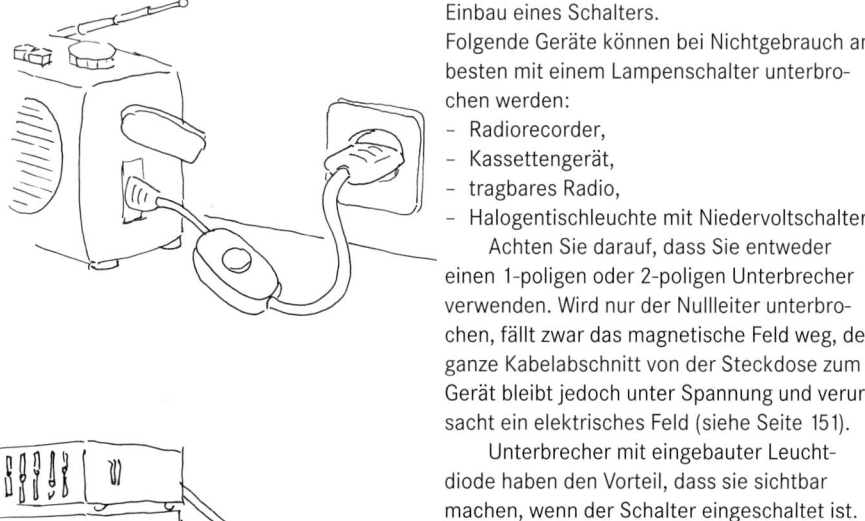

Einbau eines Schalters.
Folgende Geräte können bei Nichtgebrauch am besten mit einem Lampenschalter unterbrochen werden:
– Radiorecorder,
– Kassettengerät,
– tragbares Radio,
– Halogentischleuchte mit Niedervoltschalter
    Achten Sie darauf, dass Sie entweder einen 1-poligen oder 2-poligen Unterbrecher verwenden. Wird nur der Nullleiter unterbrochen, fällt zwar das magnetische Feld weg, der ganze Kabelabschnitt von der Steckdose zum Gerät bleibt jedoch unter Spannung und verursacht ein elektrisches Feld (siehe Seite 151).
    Unterbrecher mit eingebauter Leuchtdiode haben den Vorteil, dass sie sichtbar machen, wenn der Schalter eingeschaltet ist.

Betrieb über eine geschaltete Mehrfachsteckleiste.
Folgende Anlagen werden besser mit einer geschalteten Steckleiste unterbrochen:
– Computer mit Peripheriegeräten,
– Stereoanlage mit verschiedenen Komponenten,
– Videorecorder- und DVD-Geräte.
    Auch hier eignet sich ein Schalter mit Leuchtdiode, der anzeigt, wenn die Geräte unter Spannung stehen und Strom beziehen. Es gibt spezielle Ausführungen mit integrierter Schaltung, die einen Masteranschluss und mehrere untergeordnete Anschlüsse haben. Sobald das Mastergerät ausgeschaltet wird, unterbricht die integrierte Elektronik die Spannung der andern Anschlüsse.

Abgeschirmtes Kabel
Schutz vor elektrischen Feldern des Haushaltsstroms

Die elektrischen Felder einer unter Spannung stehenden Leitung können mit einer gut geerdeten Abschirmung nahezu vollständig vermieden werden. Bei einem Neubau lohnt es sich, die Zuleitungen der Schlafzimmer mit abgeschirmten Leitungen zu versorgen. Die Kabel aller Zuleitungen werden dabei auf der ganzen Länge durch eine geerdete Umhüllung geführt. Einzig bei den Übergängen der Steckdosen und der Stecker werden noch geringfügige elektrische Felder erzeugt.

Diese Form der Abschirmung verursacht zwar einige Mehrkosten, könnte sich jedoch besonders in Zukunft für die Gesundheit als sehr wichtig herausstellen. Über die elektrischen Felder wird der Organismus nämlich auch mit hochfrequenten Signalen belastet, die zum Teil auf den Haushaltsstrom überlagert werden. Diese Signale dienen der Steuerung verschiedenster Geräte. Einige Babyphonmodelle nutzen zum Beispiel die Stromleitung, um die Überwachung des Kindes mittels modulierter Hochfrequenzsignale zu ermöglichen. In naher Zukunft will man die bestehenden Stromleitungen für viele weitere Datenübermittlungen nutzen.

Abgeschirmte Kabel verhindern durch die geerdete Ummantelung die Entstehung elektrischer Felder. Es gibt sie als Installationsleitung oder als flexible Kabel für Geräteanschlüsse und Verlängerungen. Der Aufbau ist trotz unterschiedlicher Ausführung identisch. Abgeschirmte Kabel existieren in 2- bis 8-poliger Ausführung.

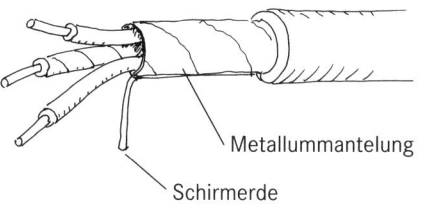

Metallummantelung

Schirmerde

Powerline – Internet aus der Steckdose
Mit dem Projekt »Powerline« will man den Internetanschluss gleich mit auf die Stromleitung schalten. In der Schweiz ist Powerline im Kanton Freiburg bereits getestet worden. Die Öffentlichkeit wurde darüber nicht informiert, die regionalen Amateurfunker haben den Versuch allerdings dadurch registriert, dass ihre Kurzwellensender durch die überlagerten Frequenzen in dieser Zeit massiv gestört wurden. Das brisante an diesem Versuch: In derselben Zeit hat es in dieser Region so viele Fälle von Hirnhautentzündung gegeben, dass in der Bevölkerung großflächig dagegen geimpft werden musste. Medizinisch gesehen wird Hirnhautentzündung zwar meistens als Virusinfektion – zum Beispiel durch Zeckenbisse – übertragen, sie gilt aber ebenso als eine Krankheit, die durch hochfrequente

Strahlung ausgelöst werden kann (im Militär zum Beispiel durch Radaranlagen).
    Wenn Powerline tatsächlich in Betrieb genommen wird, könnten abgeschirmte Kabel in vielen Häusern notwendig werden. Sie reduzieren nämlich nicht nur zuverlässig das elektrische Feld des Haushaltsstroms, sondern gleichzeitig auch die überlagerten, hochfrequenten Signale.

Hochfrequenzfilter
Schutz vor elektromagnetischen Feldern der Hochfrequenz

Die zunehmende Zahl von hochfrequenten Impulsen, die für Steuerungen oder Datentransfer auf den Haushaltsstrom überlagert werden, können bei Menschen und Geräten zu Störungen führen. Der so genannte Hochfrequenzfilter, der in erster Linie die Elektronik sensibler Geräte schützt, kann auch für die Gesundheit der Hausbewohner wertvoll sein: Er filtriert kurz nach Eintritt der Stromleitung ins Hausinnere alle hochfrequenten Signale heraus, säubert also gewissermaßen den Haushaltsstrom vor Hochfrequenz. In der Regel wird dieses Gerät direkt beim Sicherungskasten montiert.

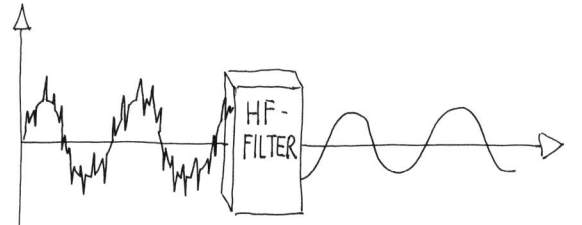

Hochfrequenzfilter.
Er filtriert Signale im Hochfrequenzbereich aus dem Haushaltsstrom und entlastet damit die Bewohner.

Dort wo Powerline – der Internetanschluss per Stromkabel – eingeführt wird, könnte der Hochfrequenzfilter schon fast überlebenswichtig werden. Vom elektrobiologischen Standpunkt aus ergibt sich bei hochfrequenter Überlagerung des Stromnetzes nämlich folgende Problematik: Obwohl Hochfrequenz normalerweise kaum tief in den Körper eindringt, erhält sie mit der 50-Hertz-Trägerwelle des Haushaltsstroms die Kraft, überall in den Körper zu gelangen. Damit werden die Zellen gewissermaßen von Signalen bombardiert, die vielfältige Funktionsstörungen bewirken können.
    Gerade in älteren Häusern mit hohen elektrischen Feldern kann sich dieser Effekt äußerst nachteilig auswirken. Aber auch andere Häuser sind für technische Neuerungen wie Powerline einfach nicht geeignet.

Bei älteren Häusern, die hauptsächlich aus Holz bestehen, kann der Einbau eines Hochfrequenzfilters eine lohnende Investition für die Gesundheit sein. Denken Sie immer dann an eine solche Sanierung, wenn der Körper mit unerklärlichen Symptomen reagiert. (Überprüfen Sie in diesem Fall auch, ob in der Umgebung neue Antennen errichtet worden sind.)

Mit einem Messgerät für Hochfrequenz kann ein Elektrobiologe prüfen, ob in diesem Bereich ein Handlungsbedarf besteht.

Abschirmnetze, -tapeten, -folien und -vorhänge
Schutz vor elektromagnetischen Feldern einer Antenne

Wenn in der näheren Umgebung eines Hauses eine starke Antenne steht, gibt es die Möglichkeit, einen Teil der durch Mauern und Wände eindringenden Strahlung abzuschirmen. Man verwendet dazu feinmaschige, geerdete Drahtnetze, die außen oder innen auf die Mauern montiert werden. Bei den Fensteröffnungen setzt man entweder Folien ein, die mit einer Metallbeschichtung versehen sind, oder man hängt hinter die Vorhänge ein dünnes Metallgewebe. Die Montage solcher Abschirmungen ist sehr aufwändig und kann nur von einem erfahrenen Team wirkungsvoll durchgeführt werden. Bei unsachgemäßer Montage kann sich die Situation zusätzlich verschlimmern, wenn unkontrolliert eindringende Strahlung durch die Metallnetze mehrfach im Rauminnern reflektiert werden.

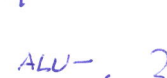

In den letzten Jahren ist man davon weggekommen, das ganze Haus einzukleiden, weil dadurch ein Faradaykäfig entsteht, der auch für den menschlichen Organismus wichtige Frequenzen der Natur ausgrenzt. Gegen die Strahlung einer nahe stehenden Antenne schirmt man heute in der Regel nur noch eine oder höchstens zwei Seiten des Hauses ab.

Nachdem sozusagen die ganze Familie unter den Auswirkungen nahe stehender Antennen zu leiden hatte, entschlossen sich die Besitzer einer Villa am Stadtrand Zürichs, das ganze Haus hermetisch gegen Hochfrequenz abzuschirmen. Mit enormem Kostenaufwand wurden Wände, Dach, Fenster, Türen und Zuleitungen fachkundig abgeschirmt. Eine Kontrollmessung zeigte danach, dass messbar kaum mehr Strahlung eindringen konnte. Trotz der einwandfreien und teuren Sanierung ging es der Familie Monate später auch nicht besser. Weitere Messungen bestätigten trotzdem, dass die Werte besser waren als in einem völlig abgelegenen Tal.

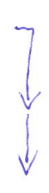

Obwohl das Haus in einen Faradaykäfig verwandelt wurde, war es weiterhin möglich, mit dem Handy vom Hausinneren aus nach draußen zu telefonieren. Die Abschirmung konnte nur den mit Messgeräten erfassbaren, Hertz'schen Anteil der Strahlung (Transversalwelle) abwehren, jedoch nicht den ebenfalls relevanten Anteil an Longitudinalwellen (Skalarwellen). Longitudinalwellen durchdringen auch dichteste Materie ungehindert und treten mit Strukturen in Resonanz, die ihrer Wellenlänge entsprechen.

Lassen Sie nur dann eine oder höchstens zwei Seiten des Hauses abschirmen, wenn sich sehr nahe neben Ihrem Haus eine Antenne befindet. Vor allem in Hanglage können Sie auf diese Weise mit einer sachgemäßen Abschirmung äußerst gute Resultate erzielen. Vermeiden Sie dann jedoch innerhalb des Hauses den Einsatz von Funktelefonen und Handys, da Sie sonst durch die Reflexion ein Mehrfaches der Strahlung dieser Geräte abbekommen. Eine Abschirmung sollte immer von professionellen Betrieben montiert und mit Messprotokollen begleitet werden.

Diverse Schutzgeräte
Schutz vor den Auswirkungen des Elektrosmogs

Wo Not ist, entsteht innerhalb kürzester Zeit immer auch ein blühender Markt von Geräten und Artikeln, die Abhilfe versprechen. So auch beim Elektrosmog: Mittlerweile existieren unzählige Gerätschaften und Aufkleber – die meisten recht teuer. Um es gleich vorwegzunehmen: Elektrosmog lässt sich nicht einfach wegzaubern. Es gibt zwar Schutzgeräte, die tatsächlich für Erleichterung sorgen, vollständig eliminieren lässt sich der Einfluss jedoch nicht. Was dem einen hilft, muss nicht unbedingt für den andern gut sein. Außerdem gibt es Geräte, die ihre Wirksamkeit mit der Zeit verlieren, wenn nicht gar ins Gegenteil umkehren.

Nach ihrem Funktionsprinzip kann man folgende Arten von Schutzgeräten gegen Elektrosmog unterscheiden:

1. Geräte, die eine Schwingung technisch invertieren
Diese Geräte empfangen ein Signal und bilden dazu das spiegelbildliche Gegensignal. Durch die Überlagerung beider Signale wird das ursprüngliche Signal ausgelöscht. Das Prinzip funktioniert auf einem ausgewählten Frequenzspektrum theoretisch sehr gut, hat aber einen wesentlichen Nachteil: Es löscht in diesem Spektrum auch natürliche Frequenzen, auf

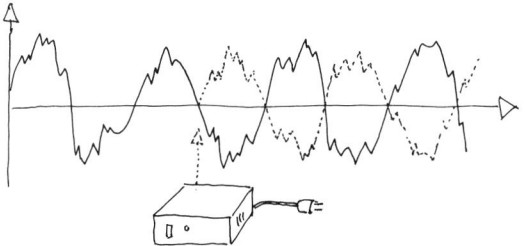

Die erste Gruppe von Entstörgeräten empfängt das Signal und löscht es durch Überlagerung eines invertierten Signals teilweise ganz aus.

die der Körper über lange Zeit angewiesen ist. Obwohl diese Geräte anfangs Besserung bringen können, führen sie auf Dauer infolge gelöschter biologischer Frequenzen zu Komplikationen.

2. Geräte, die eine aktivierende Frequenz überlagern

Diese Geräte funktionieren nach dem Prinzip, eine störende Schwingung mit einer zusätzlichen aktivierenden Schwingung zu ergänzen. Diese motiviert den Organismus, das Störsignal schneller zu registrieren und gezielter darauf zu reagieren. In dieser Gruppe gibt es Geräte, die anfangs sehr gut funktionieren – aber leider nicht bei jedem gleich. Vermutlich liegt dies daran, dass nicht jeder Organismus auf dieselbe Weise Lernprozesse integriert. Alle Tachyonenprodukte, die auf Handys geklebt oder unters Bett gelegt werden, gehören zum Beispiel zu dieser Gruppe. Sie reizen den Körper mit einer höheren Energie und machen ihn aktiver. Bei vielen funktioniert dies zu Beginn recht gut; mit der Zeit kann es jedoch zu Hyperaktivität und Überreizung führen.

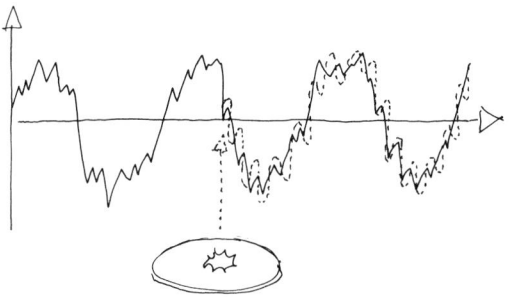

Die zweite Gruppe von Entstörgeräten überlagert eine höhere Schwingung, die den Körper gewissermaßen besser auf den Störfaktor aufmerksam machen soll.

3. Geräte, die geistig programmiert sind

Zum Teil werden geistig programmierte Geräte als Plastikchip oder Metallscheibe angeboten. Man kann sich darüber streiten, ob nun eher die Überzeugung des Käufers oder die geistigen Fähigkeiten des Herstellers zu einer Wirkung verhelfen. Klar ist hingegen, dass diese Geräte sich wieder entladen, wenn man sie nicht regelmäßig neu programmiert. Es fragt sich, ob man mit einer positiven Einstellung zum Elektrosmog und zu technischen Geräten nicht schon bereits einen besseren Schutz erhält.

4. Naturmaterialien

Hier findet man verschiedene Hilfsmittel, die bis zu einem gewissen Grad eine gute Wirkung erzielen können. Es gibt Menschen, die Steckdosen in Bettnähe mit Bienenwachs, Seide oder Wolle verkleiden. Bei andern findet man den Rosenquarz auf Fernseher und Computer platziert oder einen Kupferreif am Arm. Prinzipiell gilt für diese Hilfsmittel: Alle im Körper vorkommenden Elemente – vom Eiweiß bis zu den Mineralstoffen – gleichen ein Störsignal dem Organismus etwas an. Dadurch wird das Störsignal verträglicher, auch wenn es in keiner Weise reduziert wird.

All diese Hilfsmittel verlieren ihre Wirksamkeit, wenn sie nicht regelmäßig durch Waschen entladen werden.

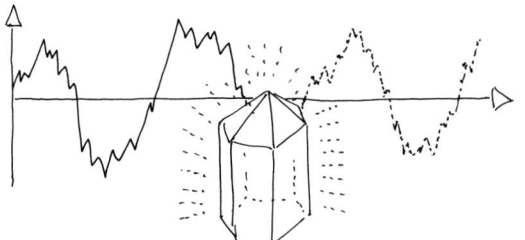

Die vierte Gruppe von Entstörgeräten gleicht das technische Signal dem natürlichen Schwingungsfeld an, um es für den Körper verträglicher zu machen.

5. Geräte, die ein naturähnliches Frequenzspektrum erzeugen

Elektrosmog überlagert oft die natürlichen Frequenzen so stark, dass sie für den Körper nicht mehr gut wahrnehmbar sind. Seit der bemannten Raumfahrt erforscht man die Frequenzen der Natur, um herauszufinden, welche den Körper auch in Extremsituationen unterstützen. So hilft zum Beispiel eine Frequenz von etwa 8 Hz, die körperliche und geistige Leistungsfähigkeit zu steigern. Andere Frequenzen vermeidet man hingegen: Ein Impuls von 5 Hz könnte den stabilsten Menschen auf Dauer depressiv machen.

Es gibt unzählige aufbauende Frequenzen, die man in solchen Entstörgeräten sinnvoll zu nutzen versucht. Erstaunlich dabei ist, dass es einen verschwindend kleinen Anstoß braucht, um im Körper eine große Wirkung zu erzielen. Die Qualität eines Gerätes wird hier durch die möglichst ideale Zusammensetzung der verwendeten Frequenzen bestimmt.

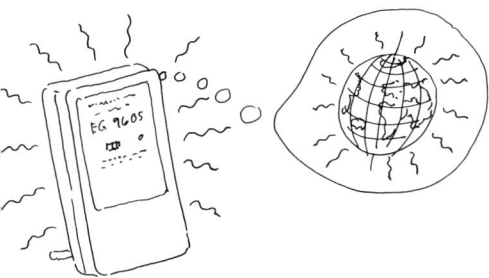

Die fünfte Gruppe von Entstörgeräten bildet auf technischem Weg Frequenzen nach, die auch im Erdfeld vorkommen. Diese natürlichen Frequenzen unterstützen im Körper wichtige Lebensfunktionen, die durch Elektrosmog gestört werden.

6. Geräte, die Elektrosmog teilweise absorbieren

Aus der Beobachtung von Naturmaterialen geht hervor, dass gleiche Elemente ständig im Austausch sind und einander antworten. Dieses Wissen kommt bei den Entstörgeräten der sechsten Gruppe zum Tragen: Bestimmte Naturmaterialien reagieren auf die Informationsschwingung des Elektrosmogs mit einer Art harmonisierender Antwortschwingung, die dem Organismus hilft, das Störfeld besser zu integrieren. Bewährt haben sich hierbei Quarzsand und Mineralstoffmischungen, welche auch im Körper vorkommen.

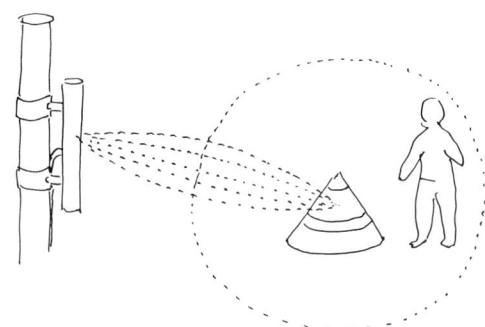

Die sechste Gruppe von Entstörgeräten schafft zum Störsignal eine bessere Resonanz als der menschliche Körper. Dadurch werden Anteile des Störsignals vom Gerät absorbiert, bevor sie den Körper erreichen.

7. Objekte nach dem Grundmuster der Heiligen Geometrie

Die Heilige Geometrie verkörpert ein perfektes Muster, das die Umgebung dazu motiviert, sich dieser idealen Ordnung anzupassen und sich damit zu harmonisieren. Viele faszinierende Sakralbauten wie die Kathedrale von Chartres haben perfekte Muster in ihre Architektur integriert. Ein solches Muster lässt sich aber auch in viel kleinerem Maßstab finden: Wässer von Heilquellen haben durch ihre perfekte Molekulargeometrie eine heilende Wirkung auf verschiedene Krankheiten. So können diese Wässer auch helfen, Auswirkungen des Elektrosmogs kontinuierlich auszugleichen.

Wie bereits erwähnt, gibt es keinen Schutz, der für jeden gleich wirksam ist. Es gibt aber durchaus die Möglichkeit, die Auswirkungen des Elektrosmogs deutlich und zum Teil spürbar zu vermindern. Dabei werden die vorhandenen Felder nicht reduziert – das heißt, messtechnisch wird nach wie vor derselbe Elektrosmog zu messen sein. Dem Organismus wird aber mit einem zusätzlichen Signal die Assimilation der Störquelle erleichtert.

Wer wegen Elektrosensibilität auf ein Schutzgerät angewiesen ist, muss letztlich selbst das für ihn geeignetste System herausfinden. Was dem einen hilft, muss nicht automatisch auch das beste für den andern sein.

Für Menschen, die unter Elektrosmog leiden, haben sich in der Praxis folgende Geräte und Hilfsmittel in vielen Fällen bewährt:

RayGuard

RayGuard gehört zu der sechsten Gerätegruppe, welche allesamt eine absorbierende Wirkung haben. Mittels spiralförmiger Antennen empfängt das Gerät elektromagnetische Wellen und leitet sie in mehrere mit Halbedelsteinpulver, Mineral- und Metallsalzkristallen gefüllte Glashülsen ab. Durch die Anregung antworten diese Stoffe über dieselben Antennen mit einer Schwingung, die biologisch verträglich ist. Da die Reinheit der Stoffe im Gerät größer ist als im menschlichen Körper, tritt das Gerät in höhere Resonanz mit der Störschwingung als der Organismus und entlastet diesen zusätzlich.

Technisch erklärbar ist die Funktionsweise letztlich nur über die Existenz der Longitudinal- bzw. Skalarwellen, die – neben der Zellerwärmung – als Hauptursache für die biologischen Störeffekte gelten. Wenn der Organismus mit einer Störquelle nämlich erst einmal in Resonanz getreten ist, braucht es nur noch einen verschwindend geringen Anstoß, um die Resonanz aufrecht zu erhalten. Man kann dies mit einer Person vergleichen, die man auf einer Schaukel in Bewegung hält: Wenn der Takt stimmt, reicht auch für ein Schwergewicht ein rhythmisches Antippen mit dem kleinen Finger.

Alles ist letztlich eine Frage der Resonanz. Beim einen kann die Zellstruktur seiner Schilddrüse in Resonanz mit der Störschwingung treten, beim andern vielleicht das Gehör. Könnte die Störquelle abgestellt werden (der Anstoß des kleinen Fingers also), wäre das Problem rasch behoben. Weil dies, vor allem bei den allgegenwärtigen Mobilfunkantennen, kaum möglich ist, bleibt letztlich nur die Möglichkeit, den Anstoß auf etwas abzuleiten, das noch bessere Resonanz herstellt als der Körper. Dass der RayGuard hierbei wirklich gute Dienste leistet, lässt sich mittlerweile mit verschiedenen wissenschaftlichen Methoden belegen. (Nähere Informationen über die Bezugsquellen siehe Kapitel »Adressen«.)

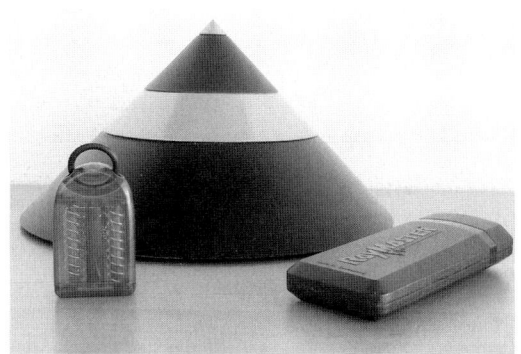

Der RayGuard eignet sich in erster Linie bei Elektrosmog durch Hochfrequenz.
Es gibt drei Versionen:
Body&Car zum Tragen auf dem Körper, Mobil (SP1) zum Mitnehmen in der Tasche und Home (SP2) zum Aufstellen in der Wohnung oder am Arbeitsplatz.

Medisend, Metronom, Medicur – Magnetfeldgeräte von Dr. Ludwig

Dr. Wolfgang Ludwig gehört zu den Pionieren der pulsierenden Magnetfelder, die bei der Entwicklung von Geräten der fünften Gruppe federführend waren. Motiviert durch seine Arbeit als Forscher hat er diverse Geräte entwickelt, die verschiedene Frequenzen der Natur in minimaler Dosis aussenden und damit im Körper einen ausgleichenden Effekt erzielen. Eines der kleinsten Geräte zum Mittragen ist das Medisend, das über 9 verschiedene Einstellungen verfügt. Position 3 erzeugt eine Regulationsfrequenz, die sich sehr gut dazu eignet, die Auswirkungen des Elektrosmogs besser zu verarbeiten.

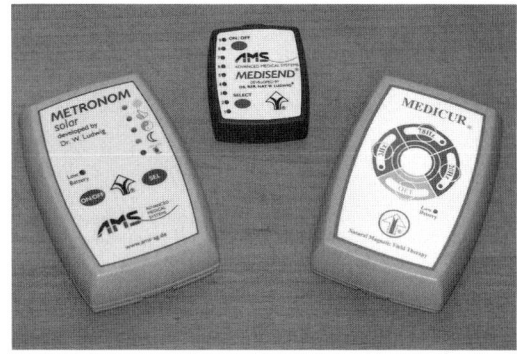

Drei Geräte von Dr. W. Ludwig, dem Vater der Magnetfeldtherapie. Verschiedene Frequenzen und Intensitäten helfen dem Organismus, sich besser auf die Schwingungsfelder der Natur einzustimmen. Was ursprünglich für Astronauten entwickelt wurde, bewährt sich in vielen Fällen auch bei Elektrosensibilität.

Störfeldneutralisator von Coufal Elektronik

Auch diese Geräte funktionieren nach dem Prinzip der pulsierenden Magnetfelder und gehören damit zur fünften Gruppe. Nach jahrelanger Forschung, in welche auch radiästhetische Erkenntnisse miteingeflossen sind, ist ein Gerät entstanden, das mehr als 40 unterschiedliche Frequenzen aussendet, die verschiedene Körperfunktionen unterstützen. Man könnte die Wirkung mit einem Vitaminpräparat vergleichen – die Wirkung hier zeigt sich in feinen, elektromagnetischen Schwingungen.

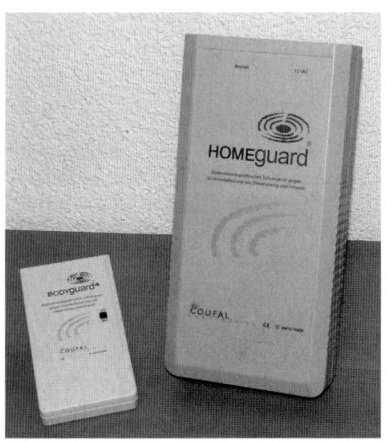

Den Coufal-Störfeldneutralisator gibt es in verschiedenen Ausführungen mit unterschiedlichem Wirkungsradius: zum Mitnehmen eignet sich Bodyguard (5 m) und zum Aufstellen im Haus, je nach Grösse und Belastung, Appartguard (10 m), Homeguard (25 m) oder Officeguard (50 m). Die Geräte senden ein Frequenzspektrum aus, das den Körper nicht nur gegen Elektrosmog, sondern zum Teil auch gegen einige Erdstörungen stärkt. Seine Wirkung realisiert man insbesondere dann, wenn man aus dem Wirkungskreis herausgetreten ist.

»Oggetto del Equilibrio«: Rautenpyramide mit Lichtwässern

Sie basiert auf der Forschung der italienischen Biologin Dr. Enza Maria Ciccolo, welche die heilende Kraft verschiedener Wässer von Heilquellen wissenschaftlich untersucht hat. Die nach den Proportionen des goldenen Schnitts gefertigte Pyramide vereint und verstärkt die Energie von 5 Lichtwässern aus den Quellen von Fatima, Lourdes, Montichiari,

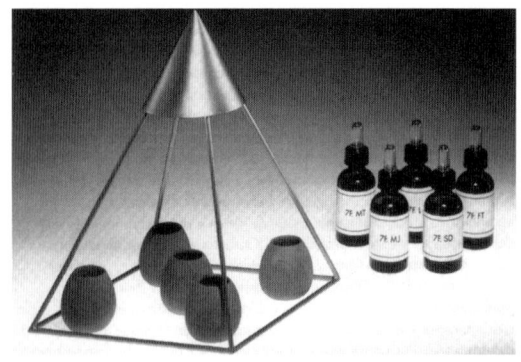

Das »Oggetto del Equilibrio« gehört zu der siebten Gruppe von Entstörgeräten. Es wird zentral in der Wohnung aufgestellt. Die Rautenpyramide vereint die Wässer von 5 heilenden Quellen, die ein heilendes Lichtspektrum ausstrahlen.

San Damiano und Medjugorje. Das dadurch entstehende Energiefeld wirkt sich direkt auf das Zellwasser aus und unterstützt damit den Körper, mit den störenden Einflüssen des Elektrosmogs besser umzugehen.

SleepGuard-Schlafsystem
Überall, wo sich Hochfrequenz als schwierig oder gar nicht sanierbar erweist, ist das SleepGuard-Schlafsystem eine gute Lösung. Der spezielle Abschirmstoff wird als Unterbett unter das Fixleintuch gespannt und unter dem normalen Bezug über das Deckbett gezogen. Beide Gewebe werden mittels Druckknopfkabel miteinander verbunden: Dadurch befindet sich der im Bett liegende Körper in einem geschützten und feldfreien Raum, der die Strahlung von Mobilfunkantennen, DECT-Telefonen oder WLAN-Anlagen sehr gut abschirmt. Gleichzeitig wird das elektrische Feld, das durch ungünstig verlegte Hausleitungen, schlechte Erdung oder elektrische Heizungen entstehen kann, vom Körper ferngehalten. In Kombination mit einem RayGuard Mobil (SP 1) unter dem Kissen wird zusätzlich der Kopf wirkungsvoll geschützt.

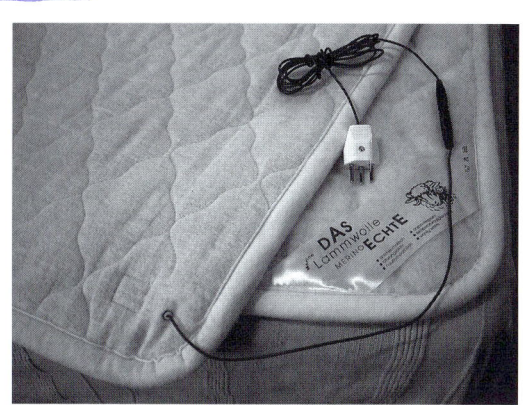

Nicht nur wenn DECT-Telefone der Nachbarn Probleme bereiten: Mit dem SleepGuard-Schlafsystem wird das Bett gewissermassen zu einem Faradaykäfig, der HF-Feld und E-Feld abschirmt. Wichtig: Unter- und Oberbett müssen nachts mit einem Kabel verbunden sein.

Was die Natur bietet

In der Natur findet man Dinge, die den Menschen darin unterstützen, Elektrosmog besser zu integrieren. Die Stärke der Strahlung reduziert sich dabei in keiner Weise. Es scheint jedoch, dass die Natur zum Teil gute Strategien entwickelt hat, mit dem Problem des Elektrosmogs erfolgreich umzugehen. Als biologisches System kann der Mensch von andern biologischen Systemen lernen.

Zimmerpflanzen

Zimmerpflanzen verbessern das Raumklima auf unterschiedliche Weise: Sie befeuchten die Luft und helfen dadurch elektrische Ladungen zu vermindern. Zum Teil bauen sie aber auch in der Luft schwebende Wohngifte messbar ab. Und schließlich können sie mit ihrer Energie den Menschen bei der Verarbeitung des Elektrosmogs unterstützen. Folgende Pflanzen haben sich in der Praxis bewährt:

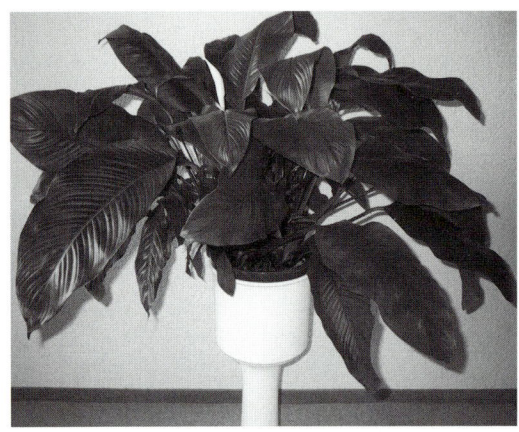

Das Einblatt (Spathiphyllum) hilft, störende Einflüsse und extreme Schwingungen besser zu integrieren.

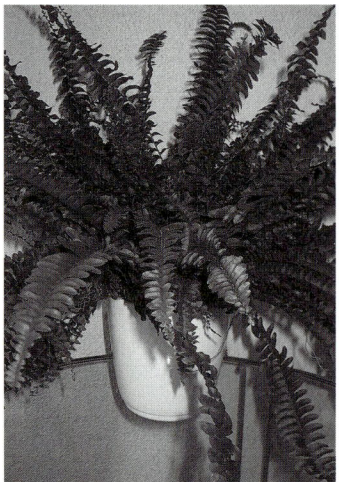

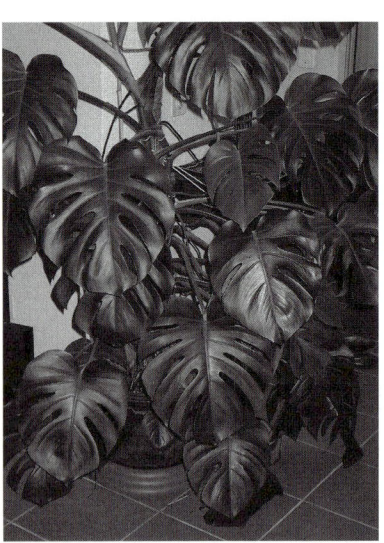

Der Schwertfarn (Nephrolepis) hat eine beruhigende Wirkung auf das Nervensystem, das durch Elektrosmog gestresst wird.

Das Fensterblatt (Philodendron Monstera) wirkt sich allgemein harmonisierend auf das Energiefeld des Raumes und des Menschen aus.

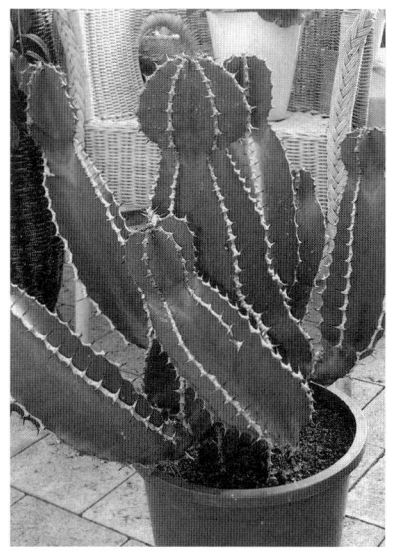

Der Säulenkaktus (Euphorbia) hilft, sich besser gegen die Einwirkungen des Elektrosmogs zu schützen. Er aktiviert gewissermaßen die eigenen Abwehrkräfte und wird deshalb gerne in der Nähe des Computerbildschirms aufgestellt.

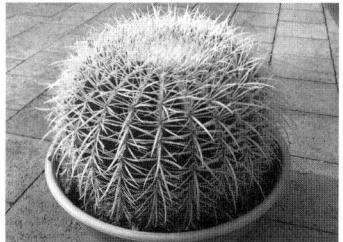

Der Kugelkaktus (Opuntia) hat eine ähnliche Wirkung wie der Säulenkaktus. Da Kakteen im Übermaß aggressiv machen können, sollten sie nur bescheiden eingesetzt werden.

Zimmerbrunnen

Ein Zimmerbrunnen mit integrierter Umwälzpumpe verursacht in seinem Umfeld zwar auch Elektrosmog, hat aber den Vorteil, dass er durch die Luftbefeuchtung elektrische Ladungen abbauen hilft. Der Effekt kann mit einem Vernebler zusätzlich verstärkt werden. Diese Geräte haben eine kleine Membran, die im Ultraschallbereich in Schwingung versetzt wird. In der Nähe dieser Membran wird das Wasser durch die Vibration in kleinste Tröpfchen zerstäubt.

Allgemein trägt eine ausgewogene Luftfeuchtigkeit dazu bei, das Raumklima so zu verbessern, dass die Auswirkungen des Elektrosmogs vom Organismus besser verarbeitet werden. In sehr trockenen Räumen kann deshalb – vor allem im Winter – eine zusätzliche Luftbefeuchtung angebracht sein. Bei sichtbaren Heizkörpern können dazu Verdunstergefäße angehängt werden. Nach Bedarf kann ein elektrischer Luftbefeuchter aufgestellt werden, der in der Nähe jedoch auch Elektrosmog erzeugt. Sinnvoll sind hier diejenigen Modelle, die einen Ionisator integriert haben.

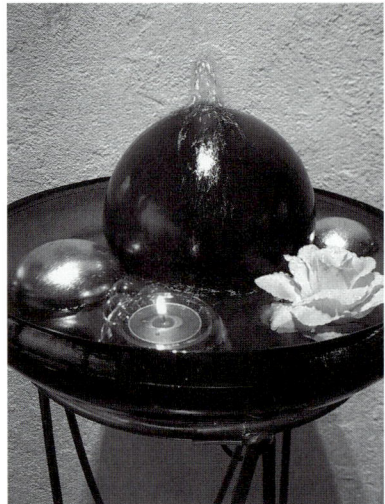

Es gibt viele verschiedene Arten von Zimmerbrunnen. Wenn das Wasser mit einer Pumpe leicht bewegt wird und dabei über poröse Steine fließt, wird die Raumluft am besten befeuchtet. Zimmerbrunnen sind geeignet in Wohn- und Arbeitszimmern, jedoch nicht in Schlafzimmern.

Salzkristalllampen

Auch die Erde bietet ein Hilfsmittel an, das bei kleineren Belastungen hilfreich sein kann: Die mittels Glühbirne zum Leuchten gebrachte Salzkristalllampe. Sie ionisiert die Luft und baut dadurch statische sowie bedingt auch dynamische elektrische Felder ab. Die Negativ-Sauerstoffionen beleben außerdem die Atemluft und aktivieren im Körper den Stoffwechsel.

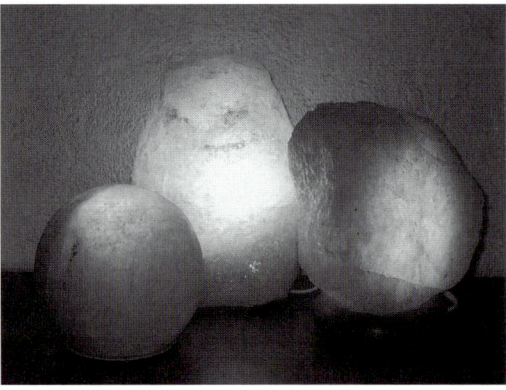

Salzkristalllampen: Ein Hilfsmittel, das zwar auch etwas Elektrosmog erzeugt, das diesem jedoch durch die Veränderung der Luftqualität gleichzeitig entgegenwirkt.

Halbedelsteine

Viele Salze und Mineralien, die in Halbedelsteinen vorkommen, sind als Spurenelemente auch im menschlichen Körper zu finden. Im Gestein finden wir sie allerdings in reinerer Form. Durch die Gleichheit der Substanzen entsteht eine Resonanz zwischen Stein und den Spurenelementen im Körper. Ein am Körper getragener Halbedelstein kann deshalb einen regulierenden oder stabilisierenden Einfluss ausüben. Welcher Stein zu wem passt, ist dabei sehr individuell. Allgemein eignen sich Rosenquarz, Bergkristall und Calcit, um dem Körper einen Impuls zur besseren Assimilation des Elektrosmogs zu geben.

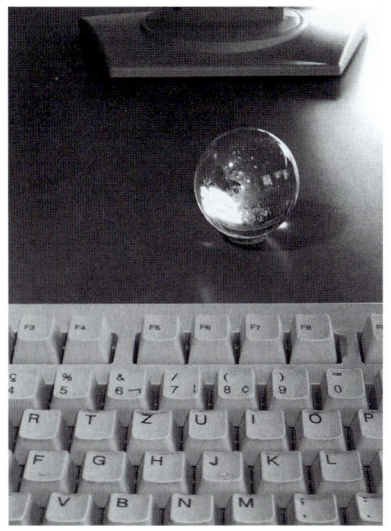

Man kann zum Beispiel einen Rosenquarz auf oder vor dem Bildschirm bzw. Fernseher platzieren, um die Belastung verträglicher zu machen. Da sich der Stein durch Elektrosmog langsam auflädt, ist es wichtig, ihn wöchentlich mindestens einmal unter fließendem Wasser zu reinigen.

Sinnvolle Gesundheitsvorsorge

Beim Thema Elektrosmog ist schon früh aufgefallen, dass einige Menschen mehr darunter leiden als andere. Das hat unter anderem auch mit der persönlichen Konstitution zu tun, also dem Allgemeinzustand des Körpers. Die eigene Konstitution lässt sich bedingt immer verbessern. Zur Stärkung des Wohlbefindens hat sich Folgendes bewährt:

Genügend Bewegung

Genügend Körperbewegung hilft, durch Elektrosmog aufgebaute Verspannungen und Ladungen besser abzubauen. Wer Sport treibt, ist nachweislich weniger gefährdet. Mit regelmäßigen Spaziergängen können Sie jedoch eine mindestens ebenso gute Wirkung erzielen. Und natürlich sind verschiedenste Körperübungen, wie sie im Tai Chi oder im Yoga geübt werden, zur Erhöhung der Resistenz äußerst hilfreich.

Bewusste Atmung

Elektrostress macht die Atmung merklich flacher und nervöser. Dadurch werden die Zellen nicht mehr ausreichend mit Sauerstoff versorgt und erleiden schneller Schaden. Wer unter Elektrosmog leidet, sollte deshalb regelmäßig auf eine bewusste und tiefe Atmung achten. Sich allein von Zeit zu Zeit 5 Minuten in Ruhe, das heißt weg vom Computer, hinzusetzen und mit geschlossenen Augen die Atmung bewusst zu beobachten, kann vieles bewirken. Achten Sie insbesondere darauf, dass Sie zwischen Ein- und Ausatem jeweils eine kurze Pause machen. In diesen Atempausen registriert der ganze Körper belastende Faktoren viel besser und lernt darauf zu reagieren.

Für Elektrosensible sind gezielte Atemübungen, wie sie zum Beispiel im stillen Qi Gong geübt werden, für ein stabiles Gleichgewicht sehr empfehlenswert. Und natürlich ist für die Atmung auch die Qualität der Luft von großer Wichtigkeit. Lüften Sie deshalb Ihre Räume regelmäßig, und gehen Sie öfters nach draußen in die Natur.

Gutes Trinkwasser

Im Körper sind die meisten Stoffwechselprozesse an Wasser gebunden. Die Qualität des Wassers ist ganz entscheidend, wie effektiv der Körper ein gesundes Gleichgewicht herzustellen vermag. Jedoch ist für die Qualität des Wassers nicht nur die chemische Zusammensetzung wichtig, sondern auch die energetische. Wasser kann durch die Anordnung der Moleküle und durch die Veränderung ihres Winkels jede mögliche Information speichern. Wissenschaftliche Untersuchungen haben gezeigt, dass sich die energetische Qualität des Wassers unter dem Einfluss von Elektrosmog verändert. Wenn Sie immer nur Wasser trinken, das mit dem Muster des Elektrosmogs programmiert ist, reagiert der Körper viel sensibler auf Elektrosmog. Problematisch wird das langfristig in denjenigen Gemeinden, die Mobilfunkantennen in die Nähe der Wasserversorgung haben errichten lassen. Wegen der flächendeckenden Grundstrahlung und der zahlreichen elektrischen Hausinstallationen kann das Wasser aber auch ohnehin energetisch stark belastet sein.

 Es gibt verschiedene gute Wasserbelebungssysteme, die hier wertvolle Dienste leisten. Sie funktionieren durch Schwingungsübertragung, durch Verwirbelung oder durch Magnetisierung. Am effektivsten funktionieren diese Systeme, wenn das durch die Leitung strömende Wasser erst von der Information des Elektrosmogs entlastet wird. Ein an die Leitung gebundener kleiner RayGuard hat sich hierbei gut bewährt.

Gesunde Ernährung

Elektrosmog stellt für den Körper einen Stressfaktor dar. Bei Stress braucht der Körper 3- bis 4-mal mehr Magnesium als im entspannten Zustand. Wer ständig im Einfluss von Elektrosmog steht, leidet über kurz oder lang an Magnesiummangel. Dies ist problematisch, weil Magnesiummangel zu Herzrhythmusstörungen führen kann und Tumorwachstum begünstigt. Gleichzeitig wird dadurch vermehrt Kalzium aus dem Körper ausgeschieden, das bei Mangel schließlich auch aus den Knochen geholt wird. Als Spätfolge kann Osteoporose auftreten, die Entkalkung der Knochen, die zu einer verstärkten Neigung von Knochenbrüchen führt.

Elektrosmog verlangt nach einer Nahrung, die dem Körper das verbrauchte Magnesium wieder zuführt. Am meisten Magnesium findet man in frischem Gemüse. Wer unter Elektrosmog leidet, sollte deshalb täglich, besonders am Abend, viel Gemüse essen.

Mineralstoffe nach Dr. Schüssler

Ende 19. Jahrhundert hat der deutsche Arzt Dr. Wilhelm Schüssler 12 wichtige Gewebesalze entdeckt, die im Körper zur Aufrechterhaltung der Gesundheit in einem dynamischen Gleichgewicht sein müssen. Tritt ein Mangel an einem dieser Gewebesalze auf, kommt es zu Störungen und mit der Zeit zu Krankheit. In den Schüsslersalzen sind die Mineralstoffe in homöopathischer Potenz auf einem Trägerstoff enthalten. Sie bewirken, dass der Körper mit diesen Stoffen gezielter umgehen lernt und sie besser aus der Nahrung assimiliert.

Wer unter dem Einfluss von Elektrosmog leidet, sollte in erster Linie an folgende Schüsslersalze denken:

Magnesium phosphoricum (Nr. 7 in der Potenz D6)
Magnesium phosphoricum ist für viele Organe sehr wichtig. Es senkt den Cholesterinspiegel, verbessert den Stoffwechsel, beruhigt das Nervenzentrum, entspannt die Muskulatur, fördert die Erholung und hilft beim Aufbau von Knochen und Knochenhaut. Es hilft bei Störungen der Nervenfasern, löst Krämpfe und Erregungszustände und ist basenbildend.

3 bis 5 Tabletten in heißem Wasser aufgelöst (abends), helfen dem Körper, sich schneller zu entspannen und Magnesium aus der Nahrung besser zu verwerten.

Kalium chloratum (Nr. 4 in der Potenz D6)
Kalium chloratum ist ein Drüsenfunktionsmittel, das entscheidend bei der Entgiftung des Körpers beteiligt ist. Es reinigt das Blut und verbessert dessen Viskosität. Gleichzeitig wirkt es entzündungshemmend und hilft beim Aufbau der Schleimhäute. Elektrosmogbelastung verbraucht wie Alkohol im Körper sehr viel Kalium.

Wenn sich durch starke Elektrosmogbelastung Entzündungen oder Drüsenprobleme bemerkbar machen, kann man bis zu 3-mal täglich 3 Tabletten unter der Zunge zergehen lassen.

Kalium phosphoricum (Nr. 5 in der Potenz D6)
Kalium phosphoricum ist ein Nerven- und Aufbaumittel, das auf den gesamten Organismus aufhellend wirkt. Es löst Lähmungen und stärkt das Nervensystem, damit es wacher und offener auf alle Einflüsse reagiert. Es hilft, Gifte abzubauen, und gilt als das Antiseptikum unter den Schüsslersalzen.

Wenn Muskel- und Nervenschmerzen zum Hauptsymptom werden, kann man bis zu 3-mal täglich 3 Tabletten unter der Zunge zergehen lassen. Letzte Gabe am besten vor 18 Uhr.

Gesundheitsvorsorge:
• **Nehmen Sie ungewohnte Symptome ernst, die entweder immer wiederkehren oder sich kontinuierlich verschlimmern. Konsultieren Sie einen Arzt, der dem Thema Elektrosmog offen gegenüber steht.**
• **Versuchen Sie nicht die Symptome zu bekämpfen, sondern die Signale des Körpers zu verstehen. Nutzen Sie die Sanierungsvorschläge in diesem Buch, um die Belastung seitens des Elektrosmogs zu reduzieren.**
• **Wenn Sie bereits zu den elektrosensiblen Menschen gehören, sollten Sie mit Hochpotenzhomöopathie sehr vorsichtig sein: Ihre Sensibilität könnte sich damit zusätzlich erhöhen.**

»Wenn jemand Gesundheit sucht, frage ihn erst,
ob er bereit ist, künftig die Ursachen der Krankheit zu meiden.
Erst dann darfst du ihn heilen.«

Sokrates, griechischer Philosoph
(2400 Jahre vor der Entdeckung des Elektrosmogs)

Fachwissen verständlich gemacht

Vereinfachende Analogie

Elektrizität ist – abgesehen von einem Stromstoß durch direkten Kontakt – mit unseren fünf Sinnen kaum erfassbar; ebenso wenig greifbar sind die noch feineren Auswirkungen des Elektrosmogs. Um ein besseres Verständnis zu erlangen, kann man Elektrizität gut mit Wasser vergleichen. Auch wenn dieser Vergleich nicht in jedem Fall wissenschaftlich einwandfrei ist, erweist er sich als sehr hilfreich, die verschiedenen Komponenten der Elektrizität und des Elektrosmogs zu veranschaulichen.

Der Gleichstrom
(hat Minuspol und Pluspol)

Beim Gleichstrom fließt der Strom immer in dieselbe Richtung. Dies lässt sich mit dem Wasser in einem Gartenschlauch vergleichen: Sobald der Hahn – oder eben der Schalter – aufgedreht wird, fließt das Wasser – oder der Strom – kontinuierlich.

    Alle Batterien und Akkus liefern Gleichstrom, der vom Plus- zum Minuspol fließt, sobald der Stromkreis geschlossen ist.

    Die Natur setzt überall Gleichstrom ein: Bei der Informationsübertragung in den Nervenzellen, beim Abspeichern im Gehirn oder bei der Entladung eines Blitzes. Alle lebenden Systeme integrieren Gleichstromvorgänge viel einfacher als Wechselstrom.

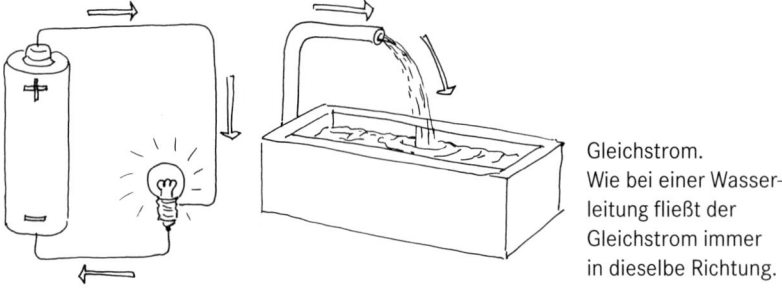

Gleichstrom.
Wie bei einer Wasserleitung fließt der Gleichstrom immer in dieselbe Richtung.

Der Wechselstrom
(hat eine Frequenz; wird gemessen in Hertz [Hz])

Beim Wechselstrom ändert sich die Fließrichtung kontinuierlich. Es ist, als ob Wasser im Gartenschlauch ständig hin- und hergepumpt würde. Der Haushaltsstrom – von der Hochspannungsleitung bis zur Steckdose – wird in einem gleichbleibenden Rhythmus „hin- und hergeschoben". Diesen Rhythmus nennt man die Frequenz des Stroms, gemessen in Schwingungen pro Sekunde. Die Maßeinheit dazu heißt Hertz (Hz) – entsprechend dem Namen des Physikers, der den Wechselstrom entdeckt hat. In Europa beträgt die Frequenz des Wechselstroms 50 Hz (in Amerika 60 Hz), das heißt, der Strom wechselt 100-mal in der Sekunde seine Fließrichtung. Auf diese Weise kann Strom mit wenig Verlust über große Distanzen hinweg transportiert werden.

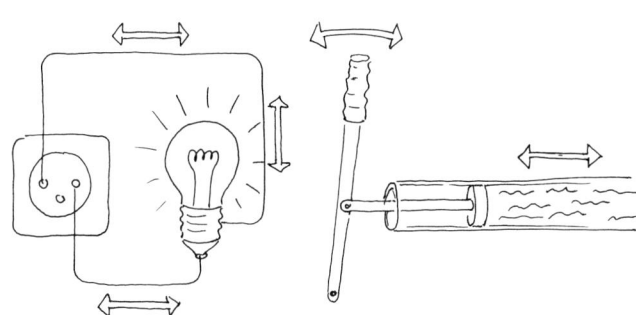

Wechselstrom.
In der Leitung pulsiert der Strom in einem bestimmten Rhythmus (= Frequenz) hin und her.

Die elektrische Spannung
(wird gemessen in Volt [V])

Die elektrische Spannung lässt sich am besten mit dem Druck im Wasserschlauch vergleichen: Je mehr Druck auf der Leitung ist, desto weiter und höher kann man spritzen. Gemessen wird die elektrische Spannung in Volt – das wäre analog die Höhe, die eine unter Druck stehende Leitung überwinden kann. Ein imposanter Springbrunnen wäre demnach Hochspannung, der osmotische Druck, welcher durch die Kapillaren einer Pflanze die Blüte bedient, Niederspannung. Der Vorteil an Hochspannung ist die große Reichweite – das kennen wir auch vom voll aufgedrehten Gartenschlauch, mit dem wir bis in die hinterste Ecke des Gartens spritzen können. Für die langen Transportleitungen über Strommasten wird die Spannung stark erhöht: Deshalb spricht man hier von

Hochspannungsleitungen. Der Nachteil ist allerdings, dass starke elektrische Felder entstehen.

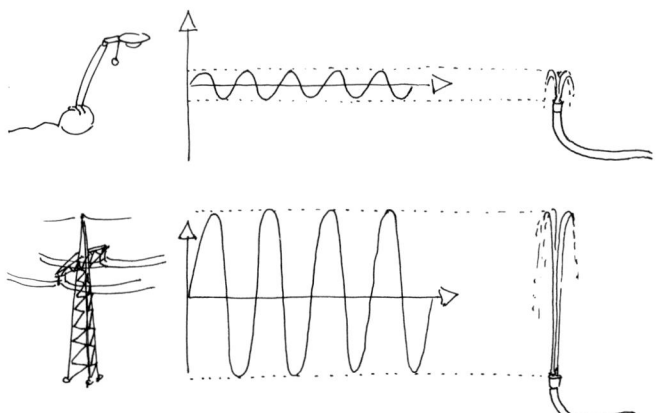

Spannung.
Je höher die Spannung,
desto stärker der Druck.

Die elektrische Stromstärke
(wird gemessen in Ampère [A])

Die Stromstärke vergleicht man am besten mit der Wassermenge, die eine Leitung führt. Wenn man viel Wasser braucht, ist dazu eine dicke Wasserleitung notwendig; wenn nur wenig benötigt wird, genügt auch ein Strohhalm. Die Sicherungen im Haus haben die Aufgabe, die Strommenge vorsichtshalber zu begrenzen. Wenn nämlich zuviel Strom durch die Leitungen fließt, werden diese heiß und können durch Funkenschlag einen Brand auslösen. Analog wäre das beim Wasser eine zu große Was-

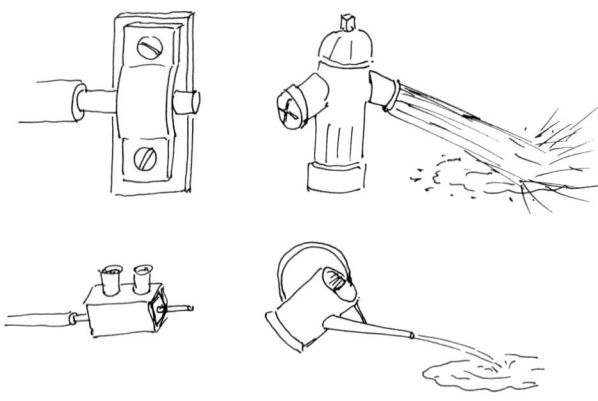

Stromstärke.
Je mehr Strom durch eine
Leitung fließen soll, desto
dicker muss diese sein.

sermenge in einem zu dünnen Schlauch: Er kann platzen. Bei elektrischen Überlandleitungen hat man das Problem mit der großen Strommenge folgendermaßen gelöst: Da all die Stromverbraucher in einer Stadt zusammen sehr viel Strom brauchen, würde man mit 220 V Spannung sehr dicke Transportleitungen benötigen – dicke Wasserleitungen also. Weil das zu teuer käme, erhöht man mit Transformatoren einfach die Spannung, was die Stromstärke reduziert – man wählt also dünnere Leitungen, vergrößert aber gleichzeitig den Wasserdruck.

Die elektrische Leistung
(wird gemessen in Watt [W])

Die Leistung ergibt sich aus der Spannung und der Stromstärke – oder entsprechend beim Wasser: Ein dünner Schlauch mit wenig Druck hat eine vielfach kleinere Leistung als ein dicker Feuerwehrschlauch mit viel Druck. Wenn wir ein großes Feuer löschen wollen, brauchen wir einen leistungsstarken Wasserschlauch; zum Füllen einer kleinen Blumenvase ist allerdings ein feiner Strahl angemessener. Die Leistung muss also immer dem Verbrauch angepasst werden. Es ist zum Beispiel ein Unterschied, ob man von einem Wasserwerfer oder einer Wasserpistole angespritzt wird. Genauso verhält es sich mit Strom: Wenn wir die Finger an die beiden Pole einer Taschenlampenbatterie halten, spüren wir wohl kaum etwas; anders ist es beim elektrischen Viehzaun, der uns mit seiner Leistung einen beachtlichen Stromstoß verpasst.

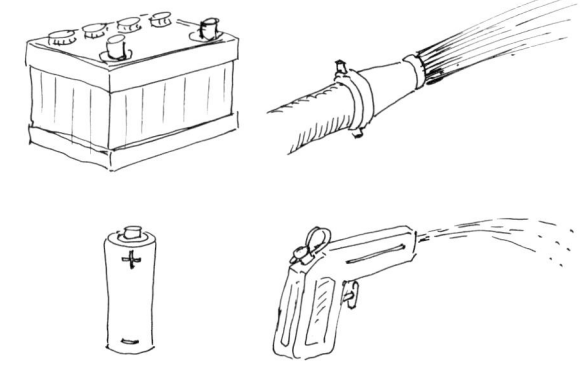

Leistung.
Eine Autobatterie hat eine vielfach größere Leistung als eine Taschenlampenbatterie. Die braucht sie auch, um einen schweren Motor in Bewegung zu setzen.

Das elektrostatische Feld
(wird gemessen in Volt pro Meter [V/m])

Es gibt Räume, in denen man beim Berühren einer Türklinke einen leichten Stromstoß verspürt. In solchen Räumen bauen sich durch Reibung statische elektrische Felder auf, die sich beim Berühen von Metall blitzartig entladen. Vergleichbar ist dies mit einem Ballon, der so prall mit Wasser gefüllt ist, dass er platzt, sobald man ihn nur berührt. Elektrobiologisch betrachtet sind solche Räume ungesund. Meist werden diese statischen Felder bei trockener Luft durch Reibung an Kunststoffen aufgebaut. Ähnlich wie vor einem Gewitter lädt sich die Atmosphäre des Raumes elektrisch auf. Die dadurch entstehenden Spannungen stören die natürliche Elektrizität des Körpers und können schnell zu Müdigkeit und Gereiztheit führen.

Durch regelmäßiges Lüften, genügend feuchte Luft und mit Kleidern, Teppichen und Vorhängen aus natürlichen Materialien lassen sich diese Felder gut vermindern.

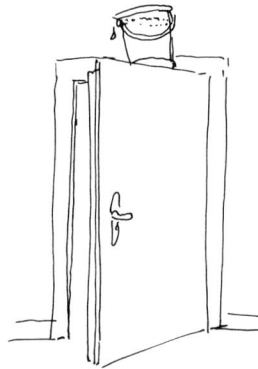

Elektrostatisches Feld.
Kommt man einer statischen elektrischen Ladung zu nahe, entlädt sie sich blitzartig. Sie baut sich durch Reibung in Räumen mit viel Kunststoffen und trockener Luft relativ schnell auf.

Das elektrische Wechselfeld
(wird gemessen in Volt pro Meter [V/m])

Sobald eine Leitung unter Spannung steht, das heißt die Sicherung eingeschaltet ist, entsteht in der Nähe der Leitungen ein elektrisches Feld. Es ist, als wäre der Gartenschlauch nicht ganz dicht. Sobald er unter Druck ist, spritzt der Schlauch durch unzählige feinste Poren die Umgebung nass. Dabei ist es nicht einmal wichtig, ob das Wasser fließt oder nicht. Auf gleiche Weise wird man in der Nähe einer unter Strom stehen-

den Leitung durch entweichenden Strom gewissermaßen »nass gespritzt«. Dieser auf den Körper einwirkende Strom wird hauptsächlich
über die Hautoberfläche abgeleitet. An feuchten Stellen, zum Beispiel bei
den Augen, dringt er allerdings auch tiefer in den Körper ein.

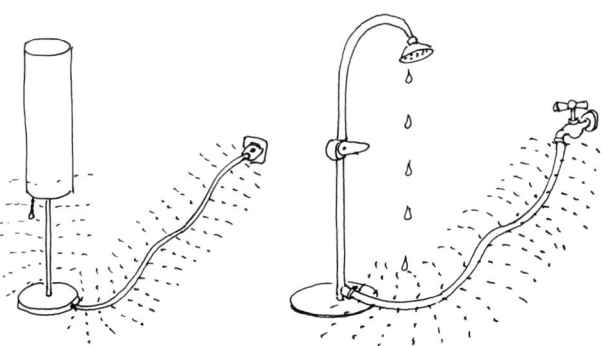

Das elektrische Feld stellt
man sich am besten wie
das Spritzen eines porösen
Gartenschlauchs vor.
Es entsteht, sobald der
Wasserhahn offen ist, auch
wenn kein Wasser fließt.

*Das elektrische Wechselfeld ist eine wichtige Komponente des Elektro-
smogs: Je mehr sich in unserem Umfeld angeschlossene Leitungen befinden, desto mehr nimmt der Körper Spannung auf. Man nennt dieses
Phänomen kapazitive Ankoppelung. In der Analogie mit dem Wasser ist es
wichtig, wie stark man »nass gespritzt« wird.*

    *Die starken Ströme von Hochspannungsleitungen, Bahnstrom, Tram
oder Trolleybus fallen hier am meisten ins Gewicht – sie spritzen weiträumig die Umgebung »nass«. Allerdings tun dies auch die elektrischen Leitungen und Kabel innerhalb des Hauses, vor allem, wenn diese keine Erdleitung mitführen.*

    *Innerhalb des Hauses lässt sich das elektrische Feld recht gut mit
Netzfreischaltern, abgeschirmten Leitungen und guter Erdung vermeiden.*

Das magnetische Wechselfeld
(wird gemessen in Nanotesla [nT])

Sobald in einer Leitung Strom fließt, baut sich in deren Nähe ein magnetisches Wechselfeld auf. Man könnte es mit dem Rauschen im Wasserschlauch vergleichen, das man hört, wenn darin Wasser fließt. Der
Umfang des magnetischen Feldes hängt stark von der Stromstärke – also
der Wassermenge – ab. Die Belastung erhöht sich aber auch, wenn
die Strom führende Leitung eine oder mehrere Schlaufen bildet. Am
extremsten finden wir dies in den Wicklungen eines Trafos (Netzteil) oder

eines Motors. Allerdings schaffen schon eine, in allen Wänden um einen Raum führende Leitung oder die weit auseinander liegenden Kabel einer Niedervoltlampe (Seilsystem) eine mehr oder weniger hohe Belastung.

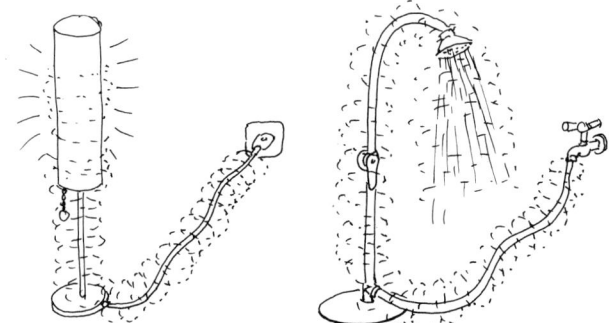

Das magnetische Feld stellt man sich am besten als das »Rauschen« in der Leitung vor. Es entsteht erst, wenn der Strom fließt, das heißt, wenn ein Gerät läuft.

Das magnetische Feld ist eine andere wesentliche Komponente des Elektrosmogs. Gegenüber dem elektrischen Feld, welches sich durch geeignete Erdungsmaßnahmen abschirmen lässt, ist das magnetische schwieriger zu beheben. Mit Ausnahme der teuren MU-Metalle durchdringt das magnetische Feld fast alle Materialien ungehindert und induziert im Körper elektrische Ströme. Diese wirken sich auf die Viskosität des Blutes, die Zellkommunikation, das Nerven- und das Drüsensystem nachteilig aus.

Die starken Ströme von Hochspannungsleitungen, Bahnstrom, Tram oder Trolleybus fallen außerhalb des Hauses auch hier am stärksten ins Gewicht; dazu gehört auch die Stromzuführung zum Haus über Dachständer.

Innerhalb des Hauses sind es die Trafos in vielen Geräten und Lampen, die elektrischen Motoren, der Sicherungskasten und die ringförmig verlegten Leitungen, die zu Belastungen führen.

Eine Reduktion der magnetischen Felder kann fast nur durch konsequentes Unterbrechen der unbenutzten Geräte erreicht werden.

Die Frequenz
(wird gemessen in Hertz [Hz])

Alles was existiert, schwingt in einem bestimmten Rhythmus, das heißt in einer bestimmten Frequenz. Dieses Schwingen ist die Energie, die allem innewohnt; es ist gleichzeitig auch ein Kommunikationsmittel: Genauso wie unsere Stimmbänder durch Schwingung mit dem Trommelfell anderer Menschen Informationen austauschen können, tauscht alles Lebendige ständig Informationen in verschiedensten »Tonhöhen« aus. Die Farbe Rot schwingt zum Beispiel viel schneller und mit einer entsprechend kürzeren Wellenlänge als ein gesungener Ton.

Wie die Natur, so nutzt auch die Elektrizität Schwingungen unterschiedlichster Frequenzen, um Energie zu bewegen. Der Haushaltsstrom schwingt mit 50 Hz, die Bahn mit 16,7 Hz. Die unzähligen unterschiedlichen Sender funktionieren hingegen mit weitaus höheren Frequenzen. Ab 30 KHz bis 300 GHz spricht man von Hochfrequenz.

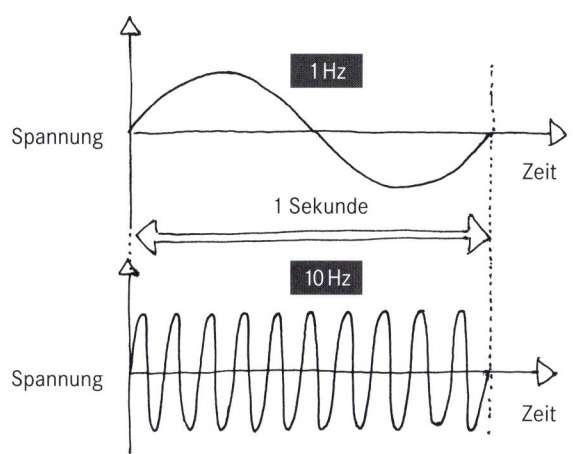

1 Hz ist ein vollständiger Spannungswechsel innerhalb einer Sekunde. Wechselt die Spannung 10-mal in der Sekunde, erhalten wir eine Frequenz von 10 Hz und eine 10-mal kürzere Wellenlänge. Beim Haushaltsstrom ist die Frequenz 50 Hz, beim Mobilfunk 900 Millionen Hz (D-Netz). Während die Wellenlänge beim Strom mehrere 1000 km beträgt, ist sie beim Mobilfunk nur noch 33 cm.

Man unterscheidet im technischen Bereich folgende Frequenzen:

Frequenz	Wellenlänge	Band
3 Hz–3 kHz	100 000 km–100 km	ELF: Schumannwellen, Spherics, elektr. Strom
3 kHz–30 kHz	100 km–10 km	VLF: diverse Taktfrequenzen
30 kHz–300 kHz	10 km–1 km	LF: Rundfunk, Langwelle
300 kHz–3 MHz	1 km–100 m	MF: Rundfunk, Mittelwelle
3 MHz–30 MHz	100 m–10 m	HF: Rundfunk, Kurzwelle
30 MHz–300 MHz	10 m–1 m	VHF: UKW, Fernsehen
300 MHz–3 GHz	1 m–10 cm	UHF: TV, Mobilfunk, Mikrowellenherd
3 GHz–30 GHz	10 cm–1 cm	SHF: Richtfunk, Satellit, Radar
30 GHz–300 GHz	1 cm–1 mm	EHF: diverse Funkdienste

Das elektromagnetische Feld (Hochfrequenz)

(wird gemessen in Milliwatt pro Quadratzentimeter [mW/cm^2])

Bei Frequenzen über 30 kHz ist das elektrische und das magnetische Feld untrennbar miteinander verbunden. Jede Antenne sendet solche elektromagnetischen Wellen aus, die man am besten mit dem unaufhörlichen Sprühnebel eines überdimensionalen Dampfkochers vergleicht. Allerdings durchdringen Anteile dieses »Sprühnebels« auch die Mauern eines Hauses oder den menschlichen Organismus mehr oder weniger ungehindert. Jede Antenne »vernebelt« auf diese Weise ihre nahe und entfernte Umgebung. In den letzten Jahren ist die Summe all dieser Wellen so dicht geworden, dass die »Sicht« heute im wahrsten Sinn des Wortes stark reduziert ist.

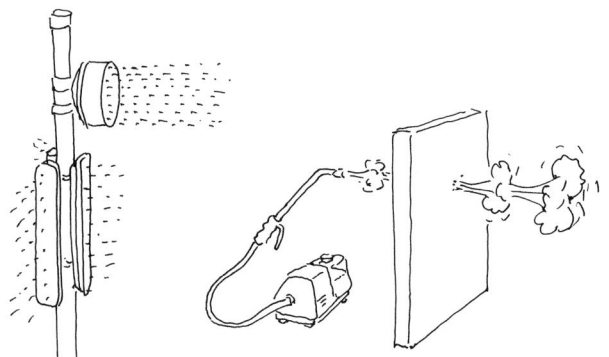

Elektromagnetisches Feld. Bestimmte Anteile dieses Feldes durchdringen zum Teil auch dichte Materialien. Vergleichbar ist dies mit einem Dampfreiniger, der durch die Wand hindurch sprühen kann. Mikrowellen, beispielsweise die des Mobilfunks, werden dabei noch vielfach reflektiert.

Die elektromagnetischen Felder sind die am stärksten sich ausbreitende Komponente des Elektrosmogs. Als vielfältiges Wellengemisch durchdringen sie den Organismus und überlagern zum Teil die Eigenfrequenz der Zellen. Zahlreiche in der Antennentechnik verwendete Frequenzen sind auch in der Natur zu finden, oftmals aber in vielfach größeren Leistungsdichten als den natürlichen. Da die einzelnen Zellen untereinander in bestimmten Frequenzen kommunizieren und gleichzeitig von natürlichen Grundfrequenzen stimuliert werden, kann der technisch erzeugte Funksmog zu ernsthaften gesundheitlichen Problemen führen.

Am stärksten ins Gewicht fallen hierbei die Mobilfunkantennen und andere drahtlose digitale Übertragungstechniken. Es ist der Dauerbeschuss dieses Funknebels, der ganze Zellverbände aus der Eigenschwingung bringen kann.

Eine Reduktion hochfrequenter Felder ist theoretisch mit feinsten geerdeten Drahtgittern zwar möglich, meist aber nicht effektiv, weil biolo-

gisch wirksame Anteile die Abschirmung trotzdem durchdringen. Das gan-
ze Haus müsste mitsamt seiner Zuleitungen in einen engmaschigen Fara-
daykäfig verwandelt werden. In der Praxis hat sich diese Methode nicht
bewährt, weil dadurch auch die Frequenzen abgeschirmt werden, welche
die Natur zur Verfügung stellt. Letztlich bleibt also nur, einen möglichst
großen Abstand zu den Verursachern zu halten – was bei der jährlich stei-
genden Zahl an Antennen leider vielerorts kaum mehr möglich ist.

Analoge Sendetechnik
(Die Sendefrequenz wird gemessen in Hertz [Hz])

Bei analoger Sendetechnik nutzt man das Wellenmuster einer bestimmten Frequenz. Der Vergleich eines in den See geworfenen Steins ist dabei
hilfreich. Allerdings verlaufen die Wellen von einer Antenne nicht nur auf
einer Ebene (der Wasseroberfläche), sondern auch nach oben und unten
in den Raum. Diesem Wellenmuster wird die Information – zum Beispiel
das Radioprogramm – aufmoduliert. Das kann auf zwei Weisen gesche-
hen: Entweder wird der Ausschlag der Welle, also ihre Höhe, verändert
(= Amplitudenmodulation AM) oder es wird die Wellenlänge und damit
geringfügig ihre Frequenz verändert (= Frequenzmodulation FM). Bei der
heutigen Senderdichte stören sich Sender mit Amplitudenmodulation
gegenseitig mehr als bei der Frequenzmodulation, auch wenn erstere
größere Reichweiten aufweisen.

Die großen Radio- und Fernsehantennen arbeiten überwiegend mit
analoger Sendetechnik. Allerdings will man jetzt vermehrt auf digital
umstellen, um das Problem der zu großen Senderdichte zu lösen und um
heutigen Qualitätsansprüchen besser genügen zu können.

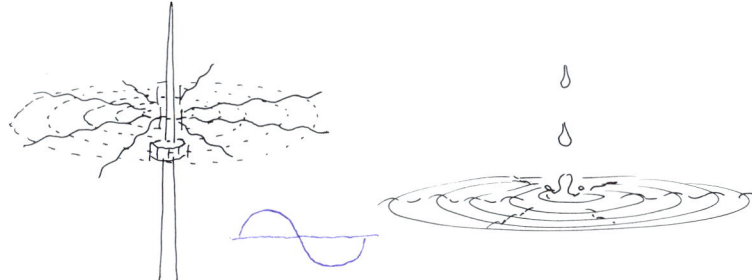

Analoges Signal.
Es ist das natürliche Muster der Sinuswelle, das zum Beispiel durch Tropfen auf
der Wasseroberfläche entsteht.

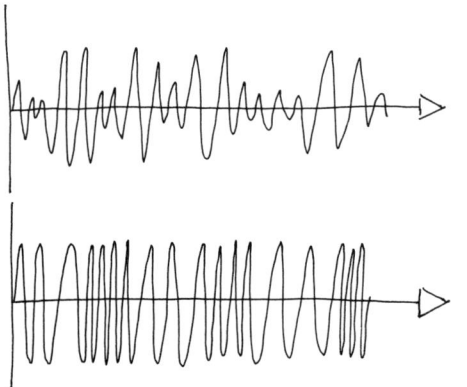

Analoge Wellen.
Im Bereich von Kurz-, Mittel- und Langwelle wird das Signal mit Amplitudenmodulation (AM) gesendet, das heißt, die Spannung wird moduliert.

Ultrakurzwellensender (UKW) hingegen nutzen Frequenzmodulation (FM), das heißt, die Frequenz wird moduliert und damit auch die Wellenlänge.

Digitale Sendetechnik
(Die Sendefrequenz wird gemessen in Hertz [Hz])

Bei digitaler Sendetechnik werden die Informationen erst in ein binäres Signal (Null oder Eins) umgewandelt, bevor sie gesendet werden. Dies ist am besten mit dem Tropfmuster eines Tintenstrahldruckers vergleichbar, der erst auf dem Blatt Papier wieder ein Bild erzeugt. Genau wie beim Tintenstrahldrucker werden bei dieser Sendetechnik unglaublich viele Impulse in kürzester Zeit übermittelt. Der technische Vorteil dieses Systems liegt in der guten Übertragungsqualität und der meist kleineren Leistungsabgabe des Senders.

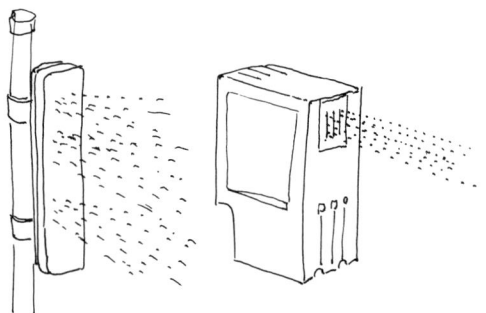

Digitale Sendetechnik.
Mit einem unvorstellbar schnellen Rhythmus werden extrem kurze Impulse gesendet – vergleichbar mit den winzigen Tröpfchen des Tintenstrahldruckers.

Digitales Signal.
Mobilfunk und viele andere Systeme übertragen das Signal als verschlüsselte Impulsfolge, die beim Empfänger wieder entschlüsselt wird.

Die Mobilfunkanlagen der heutigen Generation nutzen zusammen mit zahlreichen andern Funksystemen diese digitale Sendetechnik. Über kurz oder lang will man bei den meisten Sendern auf dieses System umrüsten. Damit verspricht man sich weniger technisch bedingte Störeffekte. Aus elektrobiologischer Sicht ist die digitale Sendetechnik um ein Vielfaches unverträglicher als die analoge. Der ununterbrochene Beschuss von unzähligen Einzelimpulsen wird von den Zellen etwa gleich aufgenommen wie der unaufhörlich auf den Körper tropfende Wasserhahn. Es kann zu Funktionsstörungen und Überreizungen führen, die sich unkontrolliert entladen – auf Kosten der Gesundheit.

Gepulste Sendetechnik
(Die Pulsfrequenz wird gemessen in Hertz [Hz])

Mit digitaler Sendetechnik wird soviel Information in so kurzer Zeit gesendet, dass dazwischen sogar längere Pausen möglich sind. Diese Tatsache macht man sich bei der Mobilfunktechnologie zunutze. Wie schnell Sie auch immer in Ihr Handy sprechen, der integrierte Chip wandelt Ihre Sprache in eine Folge von Null- oder Eins-Impulsen um und sendet diese paketweise, also gepulst ab. Für das Versenden jedes Pakets benötigt Ihr Handy nicht einmal 0,6 Millisekunden Zeit. Danach macht es für 4 Millisekunden Pause, währenddessen andere Teilnehmer zum Zug kommen. Mit dieser Technik können auf derselben Frequenz 8 Teilnehmer über die gleiche Antenne telefonieren. Das lässt sich mit einem Tintenstrahldrucker vergleichen, der so schnell arbeitet, dass er $7/8$ der Zeit nichts zu tun hat.

Das gepulste Absenden und Empfangen von Datenpaketen ist technisch gesehen eine clevere Lösung. Biologische Systeme reagieren darauf jedoch sehr empfindlich. Die in einer Frequenz von 217 Hz abgesandten Datenpakete haben mit ihren Impulsspitzen eine relativ große Eindringtiefe, die den Zellen einen unnatürlichen Rhythmus aufzwingen. Es kann gut sein, dass dieser Rhythmus maßgeblich die Hektik der modernen Zeit mitprägt.

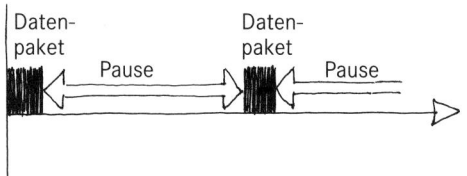

Daten-
paket   Daten-
paket
Pause   Pause

Gepulstes Signal. Während kleinen Zeitschlitzen wird das digitale Signal übertragen. Die dazwischen liegenden Pausen stehen anderen Teilnehmern zur Verfügung.

Spezifische Absorptionsrate (SAR)
(wird gemessen in Watt pro Kilogramm [W/kg])

Nach den ersten Krebserkrankungen und Todesfällen, die auf übermäßigen Gebrauch des Handys zurückzuführen waren, hat man die Sendeleistungen genauer erfasst. Dazu wurde eine neue Maßeinheit eingeführt: der SAR-Wert (Spezifische Absorptionsrate). Dieser Wert misst, wie viel Strahlung der menschliche Körper beim Telefonieren pro Kilo Körpergewicht absorbiert. Je nach Hauptstrahlrichtung der Handyantenne erhält man hier sehr unterschiedliche Werte. Aber auch die Beschaffenheit und Dichte des Umfelds kann mehr oder weniger Strahlung aufnehmen.

Zum besseren Verständnis könnte man wieder den Tintenstrahldrucker heranziehen: Es kommt darauf an, in welche Richtung er hauptsächlich zielt und auf welche Oberfläche die Strahlung trifft. Ein weiches Blatt Papier absorbiert viel mehr Tinte als die glatte Oberfläche einer Folie. Das Papier würde also in diesem Fall erheblich stärker belastet als die Folie. Entsprechend sind Kinder, die über eine kleinere Zelldichte und feinere Zellmembranen verfügen, durch die Strahlung von Handys stärker gefährdet als Erwachsene. Um das Risiko einzuschränken, lohnt es sich auf jeden Fall, vor dem Kauf eines Handys die SAR-Werte der einzelnen Geräte zu vergleichen: Je kleiner der Wert, desto geringer das Risiko (die Werte erfahren Sie zum Beispiel unter www.handywerte.de).

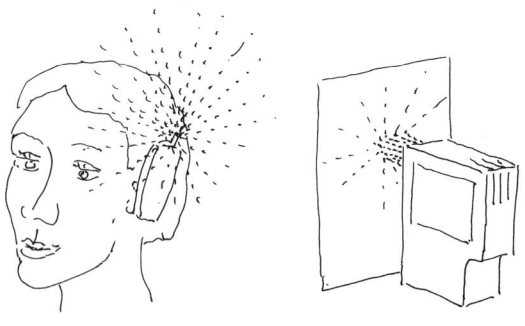

SAR-Wert.
Bei einem hohen SAR-Wert wird von den Zellen im Kopf viel, bei einem niedrigen Wert wenig Strahlung aufgenommen. Vergleich mit dem Tintenstrahldrucker: Die Strahlrichtung, die Tintenmenge und die Beschaffenheit des Papiers sind dafür entscheidend, wie viel Tinte letztlich auf dem Blatt hängen bleibt.

Die gebräuchlichen Maßeinheiten

	Abk.	Maßeinheit	Alternative Maßeinheit
Elektrische Spannung	U (= P/I)	V (Volt)	W/A (Watt über Ampère)
Elektrische Stromstärke	I (= P/U)	A (Ampère)	W/V (Watt über Volt)
Elektrische Leistung	P (= U·I)	W (Watt)	V·A (Volt mal Ampère)
Frequenz	F	Hz (Hertz)	Schwingungen pro Sekunde
Elektrische Feldstärke	E	V/m (Volt pro Meter)	
Magnetische Feldstärke	H	A/m (Ampère pro Meter)	
Magnetflussdichte	B	T (Tesla)	G (Gauss: 1 G = 100 µT)
Leistungsdichte	S (= E·H)	mW/cm² (Milliwatt pro Quadratzenti-meter)	W/m² (Watt pro Quadratmeter)
Leistungsflussdichte	Flux	Ws/m² (Watt-sekunden pro Quadratmeter)	
Spezifische Absorptionsrate	SAR	W/kg	
Wellenlänge	λ = c / F	m (Meter)	Beispiel UMTS: λ = 300 000 000 m/s ÷ 2 100 000 000 Hz = 0,14 m (Lichtge-schwindigkeit geteilt durch Frequenz in Hz)

Entsprechungen für die Strahlung einer Antenne im Fernfeld
(= Abstand grösser als 10-mal die Wellenlänge):

Magnetische Feldstärke H		Elektrische Feldstärke E		Leistungsdichte S		Leistungsdichte S
1 mA/m	=	0,4 V/m	=	0,042 µW/cm²	=	0,42 mW/m²
2,65 mA/m	=	1 V/m	=	0,265 µW/cm²	=	2,65 mW/m²
5,3 mA/m	=	1,98 V/m	=	1 µW/cm²	=	10 mW/m²

Dezimaleinheiten und Kommastellen

Bezeichnung	Abkürzung	Faktor	Numerischer Wert
Tera	T	10^{12}	1 000 000 000 000
Giga	G	10^{9}	1 000 000 000
Mega	M	10^{6}	1 000 000
Kilo	k	10^{3}	1000
Hecto	h	10^{2}	100
Deka	da	10^{1}	10
		10^{0}	1
dezi	d	10^{-1}	0,1
centi	c	10^{-2}	0,01
milli	m	10^{-3}	0,001
mikro	µ	10^{-6}	0,000 001
nano	n	10^{-9}	0,000 000 001
pico	p	10^{-12}	0,000 000 000 001

Richtlinien und Grenzwerte

Die offiziell geltenden Grenzwerte sind ein schlechter Kompromiss, entstanden aus einer kontroversen Diskussion: Zum einen wollte man die technischen Anlagen nicht mit zu strengen Auflagen verteuern oder gar verhindern, zum andern durfte man die Gesundheit der Bevölkerung keinem zu hohen Risiko aussetzen. Tatsache ist leider, dass die für die Grenzwerte entscheidenden Gremien fast ausschließlich mit Vertretern aus der Elektroindustrie besetzt sind. Ärzte, Baubiologen und Biologen sind nicht nur kaum vertreten, sondern werden bei allen Entscheidungen mehrfach überstimmt – besonders dann, wenn die Herabsetzung der Grenzwerte mit großen Kostenfolgen verbunden sein könnten.

Für eine langfristig wirksame Vorsorge ist auf die offiziellen Grenzwerte kaum Verlass. Wem Gesundheit wirklich ein zentrales Anliegen ist, sollte sich – wenn möglich – nach den Richtwerten der Baubiologie orientieren.

Elektrostatisches Feld (Gleichfeld)

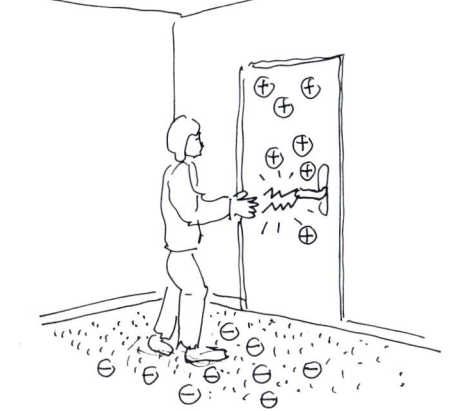

Starke elektrostatische Felder stören die körpereigene Elektrizität und führen zu physiologischen Störungen und Müdigkeit.

Richtwerte der Baubiologie für den Schlafbereich (Langzeitrisiko)	elektrische Feldstärke	Entladungszeit des Feldes
extreme Anomalien	über 2000 V	über 30 Sek.
starke Anomalien	500–2000 V	20–30 Sek.
schwache Anomalien	100–500 V	10–20 Sek.
ohne Risiko	unter 100 V	unter 10 Sek.

Gesetzliche Grenzwerte	max. zugelassene elektrische Spannung
MPR (schwedische Norm)	500 V
TCO-Norm (Schweden)	500 V

Vergleichswerte	
Schmerzhafte Schläge (Funken) ab	2000 V
Elektronik nimmt bereits Schaden ab	100 V

Magnetostatisches Feld (Gleichfeld)

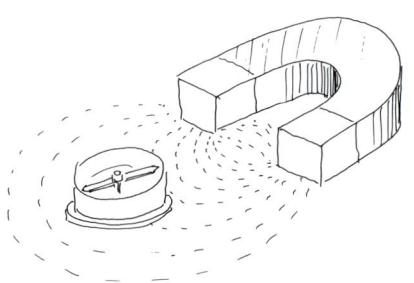

Starke Verzerrungen des Erdmagnetfeldes stören die Zellkommunikation und können unter anderem Krebs verursachen.

Richtwerte der Baubiologie für den Schlafbereich (Langzeitrisiko)	Abweichung der magnetischen Flussdichte	Abweichung der Kompassnadel
extreme Anomalien	über 10 000 nT	über 100°
starke Anomalien	2000–10 000 nT	10–100°
schwache Anomalien	1000–2000 nT	2–10°
ohne Risiko	unter 1000 nT	unter 2°

Gesetzliche Grenzwerte	max. zugelassene magnetische Flussdichte	
Deutschland: DIN/VDE 0848	67 900 000 nT	(für den Arbeitsplatz)
	21 200 000 nT	(für die Bevölkerung)

Vergleichswerte	
Kernspintomografie	bis 2 000 000 000 nT
Erdmagnetfeld in Mitteleuropa	40 000–50 000 nT
natürliches Magnetfeld im Auge	0,0001 nT
natürliches Magnetfeld im Herz	0,05 nT

Elektrisches Feld (Wechselfeld)

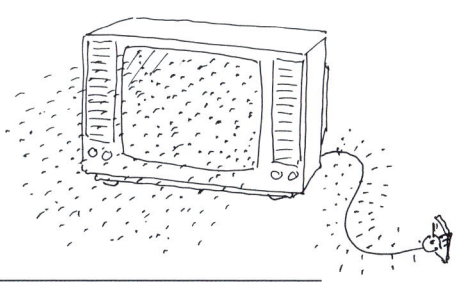

Elektrische Wechselfelder entstehen überall dort, wo Kabel und Geräte unter Spannung stehen. Extrem sind sie unter anderem bei Röhrenbildschirmen.

Richtwerte der Baubiologie für den Schlafbereich (Langzeitrisiko)	elektrische Feldstärke
extreme Anomalien	über 50 V/m
starke Anomalien	5–50 V/m
schwache Anomalien	1–5 V/m
ohne Risiko	unter 1 V/m

Gesetzliche Grenzwerte für Niederfrequenz (zum Beispiel Haushaltsstrom 50 Hz)	max. zugelassene elektrische Feldstärke	
Deutschland: DIN/VDE 0848	20 000 V/m	(für den Arbeitsplatz)
	7000 V/m	(für die Bevölkerung)
ICNIRP	5000 V/m	
MPR (schwedische Norm)	25 V/m	(50 cm Abstand zur Quelle)
TCO-Norm (Schweden)	10 V/m	
USA: NCRP-Empfehlung	10 V/m	

Vergleichswert Durchschnittliche Feldstärke der Natur	unter 0,0001 V/m

Umrechnungstabelle:

Millivolt pro Meter mV/m	Volt pro Meter V/m	Kilovolt pro Meter kV/m
1 mV/m	0,001 V/m	0,000 001 kV/m
10 mV/m	0,01 V/m	0,000 01 kV/m
100 mV/m	0,1 V/m	0,0001 kV/m
1000 mV/m	1 V/m	0,001 kV/m
10 000 mV/m	10 V/m	0,01 kV/m
100 000 mV/m	100 V/m	0,1 kV/m
1 000 000 mV/m	1000 V/m	1 kV/m
10 000 000 mV/m	10 000 V/m	10 kV/m
100 000 000 mV/m	100 000 V/m	100 kV/m

Magnetisches Feld (Wechselfeld)

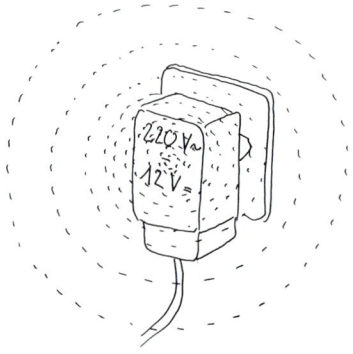

Magnetische Wechselfelder entstehen überall, wo Strom fließt, besonders stark jedoch bei Motoren und Trafos.

Richtwerte der Baubiologie für den Schlafbereich (Langzeitrisiko)	magnetische Feldstärke
extreme Anomalien	über 500 nT
starke Anomalien	100–500 nT
schwache Anomalien	20–100 nT
ohne Risiko	unter 20 nT

Gesetzliche Grenzwerte für Niederfrequenz (zum Beispiel Haushaltsstrom 50 Hz)	max. zugelassene magnetische Feldstärke	
Deutschland: DIN/VDE 0848	5 000 000 nT	(für den Arbeitsplatz)
	400 000 nT	(für die Bevölkerung)
ICNIRP	100 000 nT	
MPR (schwedische Norm)	250 nT	(50 cm Abstand zur Quelle)
TCO-Norm (Schweden)	200 nT	
USA: NCRP-Empfehlung	200 nT	

Vergleichswert Durchschnittliche Feldstärke der Natur	
	unter 0,0002 nT

Umrechnungstabelle:

Nanotesla nT	Mikrotesla µT	Millitesla mT
1 nT	0,001 µT	0,000 001 mT
10 nT	0,01 µT	0,000 01 mT
100 nT	0,1 µT	0,0001 mT
1000 nT	1 µT	0,001 mT
10 000 nT	10 µT	0,01 mT
100 000 nT	100 µT	0,1 mT
1 000 000 nT	1000 µT	1 mT
10 000 000 nT	10 000 µT	10 mT
100 000 000 nT	100 000 µT	100 mT

Umrechnungstabelle für andere Einheiten: Tesla, Gauß, Oersted

Tesla T	Gauß G	Oersted Oe
1 T	10 000 G	10 000 Oe
100mT	1000 G	1000 Oe
10mT	100 G	100 Oe
1mT	10 G	10 Oe
100 µT	1 G	1 Oe
10 µT	100 mG	100 mOe
1 µT	10 mG	10 mOe
100 nT	1 mG	1 mOe
10 nT	100 µG	100 µOe
1 nT	10 µG	10 µOe
0,1 nT	1 µG	1 µOe

Elektromagnetisches Feld (Hochfrequenz)

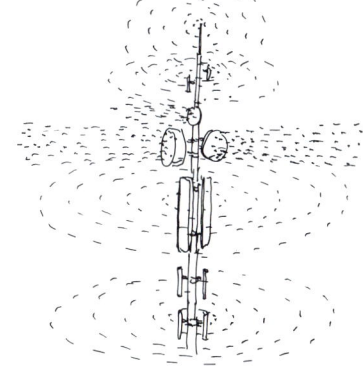

Elektromagnetische Felder entstehen in erster Linie durch Antennen. Hier ist es wichtig, zwischen analogen und digitalen Signalen zu differenzieren.

Gepulste, digitale Strahlung (Mobilfunk, DECT) Richtwerte der Baubiologie für den Schlafbereich (Langzeitrisiko)	Leistungsdichte	Feldstärke
extreme Anomalien	über 100 µW/m²	über 0,2 V/m
starke Anomalien	5–100 µW/m²	0,05–0,2 V/m
schwache Anomalien	0,1–5 µW/m²	0,005–0,05 µW/m²
ohne Risiko	unter 0,1 µW/m²	unter 0,005 V/m

Ungepulste Strahlung (Funk, Richtfunk)- Richtwerte der Baubiologie für den Schlafbereich (Langzeitrisiko)	Leistungsdichte	Feldstärke
extreme Anomalien	über 10 000 µW/m²	über 2 V/m
starke Anomalien	500–10 000 µW/m²	0,5–2 V/m
schwache Anomalien	10–500 µW/m²	0,05–0,5 V/m
ohne Risiko	unter 10 µW/m²	unter 0,05 V/m

Hier weichen die offiziellen Grenzwerte noch stärker von den baubiologischen Richtlinien ab, als bei den elektrischen und magnetischen Feldstärken:

Gesetzliche Grenzwerte		max. zugelassene Leistungsdichte	max. zugelassene Feldstärke
Deutschland: DIN/VDE 0848	(D-Netz)	4 500 000 µW/m²	42 V/m
	(E-Netz)	9 000 000 µW/m²	58 V/m
ICNIRP	(D-Netz)	4 500 000 µW/m²	42 V/m
	(E-Netz)	9 000 000 µW/m²	58 V/m
Schweiz	(D-Netz)	4 500 000 µW/m²	42 V/m
	(E-Netz)	9 000 000 µW/m²	58 V/m
Schweiz: Vorsorgewert für Bereiche mit empfindlicher Nutzung	(D-Netz)	45 000 µW/m²	4 V/m
	(E-Netz)	90 000 µW/m²	6 V/m
Italien: Vorsorgewert für Daueraufenthalt über 4 Std.		100 000 µW/m²	6 V/m
Russland alt		20 000 µW/m²	

Verschiedene Forderungen		max. zugelassene Leistungsdichte	max. zugelassene Feldstärke
EU-Ausschuss für Umwelt, Gesundheit und Verbraucherschutz		8 000 µW/m²	
Stadt Salzburg		1 000 µW/m²	
Dr. Dr. Varga		1 µW/m²	
Bundesverband gegen Elektrosmog (gepulste Strahlung)	Wachbereich	1 µW/m²	0,002 V/m
	Schlafbereich	0,1 µW/m²	
Vergleichswerte			
Öffnung der Blut-Hirn-Schranke		ab 5000 µW/m²	
Hirnstromveränderung (gepulst)		ab 1000 µW/m²	
DECT-Telefon in 50 cm Abstand		40 000–80 000 µW/m²	
DECT-Telefon in 10 m Abstand		100–200 µW/m²	
Handy funktioniert bereits gut bei		0,001 µW/m²	

Umrechnungstabelle für die gebräuchlichsten Einheiten:

Mikrowatt pro Quadratmeter µW/m²	Mikrowatt pro Quadratzentimeter µW/cm²	Watt pro Quadratmeter W/m²	Milliwatt pro Quadratzentimeter mW/cm²
1 µW/m²	0,0001 µW/cm²	0,000 001 W/m²	0,000 0001 mW/cm²
10 µW/m²	0,001 µW/cm²	0,000 01 W/m²	0,000 001 mW/cm²
100 µW/m²	0,01 µW/cm²	0,0001 W/m²	0,000 01 mW/cm²
1000 µW/m²	0,1 µW/cm²	0,001 W/m²	0,0001 mW/cm²
10 000 µW/m²	**1 µW/cm²**	0,01 W/m²	0,001 mW/cm²
100 000 µW/m²	10 µW/cm²	0,1 W/m²	0,01 mW/cm²
1 000 000 µW/m²	100 µW/cm²	**1 W/m²**	0,1 mW/cm²
10 000 000 µW/m²	1000 µW/cm²	10 W/m²	**1 mW/cm²**
100 000 000 µW/m²	10 000 µW/cm²	100 W/m²	10 mW/cm²
1000 000 000 µW/m²	100 000 µW/cm²	1000 W/m²	100 mW/cm²
10 000 000 000 µW/m²	1000 000 µW/cm²	10 000 W/m²	1000 mW/cm²

Umrechnungstabelle für andere Einheiten: W/m^2, dBm/m^2 und dBW/m^2

Watt pro Quadratmeter	Dezibel pro Milliwatt pro Quadratmeter	Dezibel pro Watt pro Quadratmeter
$0,000\ 01\ W/m^2$	$-20\ dBm/m^2$	$-50\ dBW/m^2$
$0,0001\ W/m^2$	$-10\ dBm/m^2$	$-40\ dBW/m^2$
$0,001\ W/m^2$	$0\ dBm/m^2$	$-30\ dBW/m^2$
$0,01\ W/m^2$	$10\ dBm/m^2$	$-20\ dBW/m^2$
$0,1\ W/m^2$	$20\ dBm/m^2$	$-10\ dBW/m^2$
$1\ W/m^2$	$30\ dBm/m^2$	$0\ dBW/m^2$
$10\ W/m^2$	$40\ dBm/m^2$	$10\ dBW/m^2$
$100\ W/m^2$	$50\ dBm/m^2$	$20\ dBW/m^2$
$1000\ W/m^2$	$60\ dBm/m^2$	$30\ dBW/m^2$
$10\ 000\ W/m^2$	$70\ dBm/m^2$	$40\ dBW/m^2$
$100\ 000\ W/m^2$	$80\ dBm/m^2$	$50\ dBW/m^2$

Spezifische Absorptionsrate (SAR-Wert)

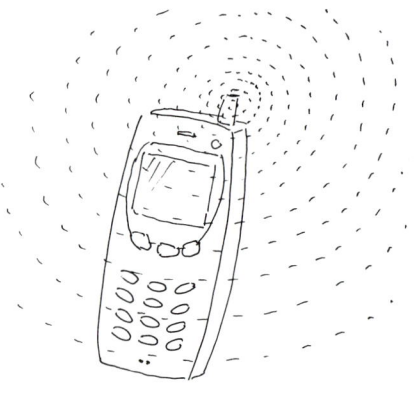

Mit dem SAR-Wert wird die vom Handy auf den Kopf abstrahlende Leistung gemessen.

Bewertung gemäß aktuellem Wissensstand (Nova-Institut)	SAR-Wert
stark	1–2 W/kg
mittel	0,5–1W/kg
gering	0,2–0,5 W/kg
sehr gering	unter 0,2 W/kg

Gesetzliche Grenzwerte		SAR-Wert
IRPA (WHO)	(für den Arbeitsplatz)	10 W/kg
	(für die Bevölkerung)	2 W/kg
ICNIRP		2 W/kg
China (aktueller Vorschlag)		1 W/kg
DIN/VDE Vorschlag für die Bevölkerung	lokal begrenzt	2 W/kg
1 MHz–300 GHz)	Ganzkörper	0,08 W/kg
TCO-Handy-Label (Schweden)		0,8 W/kg
Ökolabel Blauer Engel		0,6 W/kg
Nova-Institut (Verbraucherinitiative)		0,2 W/kg

Die besten Handys haben heute einen SAR-Wert von unter 0,04 W/kg. Nur ein kleiner Teil aller Geräte liegt jedoch unterhalb von 0,2 W/kg. Die stärksten Handys kommen auf einen SAR-Wert, der nur knapp unter 2 W/kg liegt und den Körper somit 50-mal mehr belasten als die besten! Es lohnt sich also durchaus, den SAR-Wert des eigenen Handys mit andern Modellen zu vergleichen.

Den SAR-Wert Ihres eigenen Handys erfahren Sie in der Gebrauchsanweisung oder im Internet (zum Beispiel unter www.handy-werte.de).

Mit einer Schutzhülle, die zur Kopfseite hin abschirmt, können Sie die Strahlung massiv verringern (zum Beispiel mit der Protector-Handytasche von PTR). Und natürlich verringern Sie das Risiko erheblich, wenn Sie zum Telefonieren ein Headset mit Ohrstecker und Mikrofon benutzen.

Einfache und erschwingliche Messgeräte

Neben teuren Profigeräten gibt es einfache Messgeräte, mit denen der Elektrosmog in der eigenen Wohnung relativ einfach erfasst werden kann. Besonders bei wiederholten Beschwerden oder Krankheiten kann man sich damit nicht nur Gewissheit verschaffen, sondern gleichzeitig die Störquellen ausfindig machen und sanieren.

Gegenüber dem Körper, der gleichzeitig auf unterschiedlichste Faktoren des Elektrosmogs reagiert, kann ein Messgerät jeweils nur einen einzelnen Faktor erfassen. Um sich ein vollständiges Bild zu verschaffen, benötigt man deshalb mehrere Geräte. Natürlich kann man die Messungen auch durch einen erfahrenen Elektrobiologen durchführen lassen.

Ein einfaches Gerät lohnt sich vor allem für sensible Menschen, die viel unterwegs sind. So kann man sich bei Freunden oder im Hotel einen Schlafplatz aussuchen, der innerhalb eines unbedenklichen Wertes liegt.

Für den Normalgebrauch eignen sich Geräte, die folgende Faktoren erfassen:

Körperspannung: kapazitive Ankoppelung

Mit einem solchen Messgerät wird die Körperspannung gemessen, die durch umliegende elektrische Felder an den Menschen angekoppelt wird. Es braucht dazu ein hochohmiges Voltmeter, am besten mit Digitalanzeige, das bis in den Millivoltbereich misst.

Zumal man während des Schlafs auf Elektrosmog am sensibelsten reagiert, werden mit einem solchen Messgerät in erster Linie die Bettplätze gemessen. Hierfür legt sich die Person auf das Bett und umfasst einen Metallstab, der mit dem geerdeten Messgerät verbunden ist. Über den menschlichen Körper lässt sich nun sehr genau erkennen, welches Kabel und welches Gerät ausgesteckt werden muss, um die Situation zu verbessern. Fällt der Wert auch dann noch nicht in einen akzeptablen Bereich, wenn alle Stecker herausgezogen sind, kann der Einbau eines Netzfreischalters notwendig werden. Stellen Sie mit einer Messung fest (bei ausgestellter Schlafzimmersicherung), was mit einer solchen Sanierung erreicht wurde. Achten Sie auf die baubiologischen Richtwerte auf Seite 32.

Erden Sie das Messgerät an einer Wasserleitung oder über die Steckdose. Prüfen Sie die Körperspannung; hierfür muss die im Bett liegende Person einen Metallstab umfassen.
Vergleichen Sie anschließend, wie sich der Wert verändert, wenn Sie alle Kabel herausziehen oder die Sicherung herausnehmen.

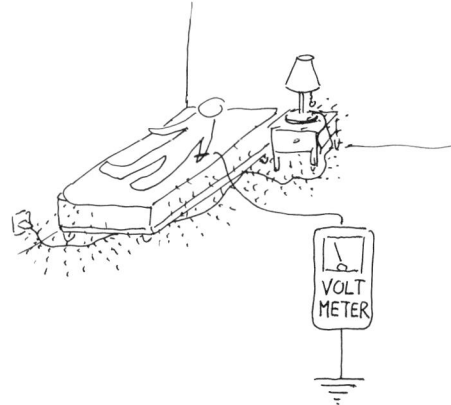

Zum Messen der kapazitiven Ankoppelung eignen sich nur sehr hochohmige Voltmeter (z.B. VC-840 TRMS Digitalmultimeter mit Handelektrode, siehe Seite 171).

Elektrische Wechselfelder

Empfehlenswert sind Geräte, die über einen Messbereich von 0,1 bis 1000 V/m (Volt pro Meter) verfügen. Mit einem solchen Gerät können Sie elektrische Leitungen aufspüren – auch wenn sie sich in der Wand befinden.

Sie können damit auch prüfen, bei welcher Steckerposition Ihre Nachttischlampe weniger starke Felder produziert: Halten Sie dazu das Messgerät an die ausgeschaltete (!) Lampe und messen Sie das elektrische Feld. Stecken Sie dann den Stecker verdreht in die Steckdose und vergleichen Sie den Wert mit der ersten Messung. Wählen Sie anschließend diejenige Steckerposition mit dem geringeren Messwert.

Wenn ein 1-poliger Schalter nur den Nullleiter unterbricht, verursacht die Lampe und das ganze Kabel ein elektrisches Feld. Wird mit dem Schalter hingegen die Phase unterbrochen, entsteht das elektrische Feld nur zwischen Steckdose und Schalter. Mit einem Messgerät lässt sich die bessere Steckerposition rasch finden.

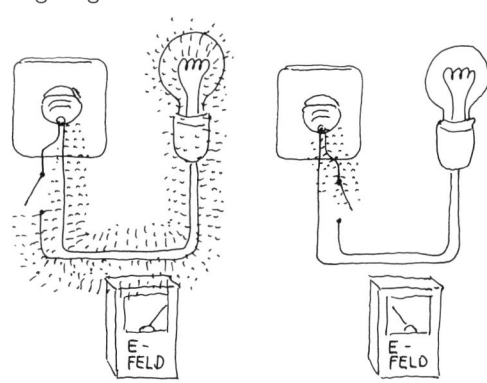

Achten Sie vor allem bei Ihrem Bettplatz auf die baubiologischen Richtwerte auf Seite 143. Möglicherweise können Sie den Wert in einem Raum durch Ausstecken verschiedener Kabel oder durch Ausschalten der Sicherung maßgeblich verbessern. Prüfen Sie, ob sich der Einbau eines Netzfreischalters lohnt.

Zum Messen des elektrischen Wechselfelds gibt es Feldstärken-Messgeräte in jeder Preislage. Gute Geräte messen gleichzeitig auch die magnetischen Wechselfelder und können zwischen Bahnstrom und Hausstrom unterscheiden (z.B. diverse Feldstärken-Messgeräte von Gigahertz-Solutions, Seite 171).

Magnetische Wechselfelder

Empfehlenswert sind Geräte, die über einen Messbereich von 1 bis 10 000 nT (Nanotesla) verfügen. Mit einem solchen Gerät können Sie sogar messen, ob in einer Leitung Strom fließt.

Vor allem eignet sich dieses Messgerät zum Aufspüren von Trafos, die in vielen Geräten bereits dann arbeiten, wenn das Kabel eingesteckt ist. Damit haben Sie die Möglichkeit zu erkennen, welche Geräte im Haushalt mit einem Schalter oder einer geschalteten Steckleiste separat unterbrochen werden müssen.

Sie können mit diesem Messgerät auch prüfen, ob Ihre Esstischlampe auf Kopfhöhe zu hohe magnetische Felder erzeugt und wie sich ein Dimmer auswirken kann. Bei Halogenseilsystemen können Sie erkennen, dass das Feld schwächer wird, wenn Sie die beiden gespannten Drahtseile näher zueinander bringen. Des Weiteren können Sie bei Ihrem Bettplatz den Einfluss eines Radioweckers überprüfen. Außerdem können Sie herausfinden, ob der angrenzende Nachbar laufende Trafos an der Wand stehen hat. Dies ist möglich, weil Magnetfelder auch Wände ungehindert durchdringen.

In der Nähe liegende Hochspannungsleitungen lassen sich mit diesem Messgerät selbstverständlich auch erfassen. Achten Sie hier aber darauf, dass das magnetische Feld abhängig vom Stromverbrauch ist. Sie müssen also Messungen zu unterschiedlichen Tages- und Jahreszeiten vornehmen. Vergleichen Sie Ihre Werte mit den baubiologischen Richtwerten auf Seite 144.

Mit einem Messgerät für magnetische Wechselfelder können Sie sofort
erkennen, bei welchen Geräten der
Trafo läuft, sobald der Stecker eingesteckt ist. Diese Geräte sollten ausgesteckt oder mit einem Schalter versehen werden.

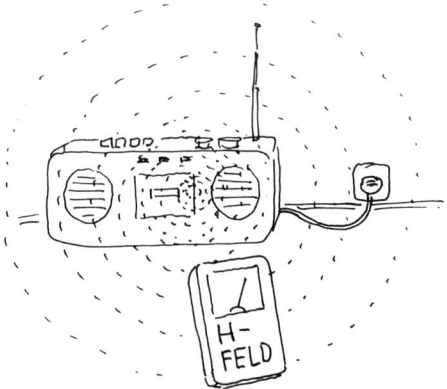

Auch hier gibt es günstige Geräte, die einfach zu handhaben sind
(z.B. diverse Feldstärken-Messgeräte von Gigahertz-Solutions, Seite
171).

Elektromagnetische Felder (Hochfrequenz)

Im Hochfrequenzbereich verschmelzen elektrische und magnetische Felder miteinander. Deshalb wird zum Erfassen des Elektrosmogs von
Antennen ein anderes Gerät notwendig. Empfehlenswert sind Messgeräte für einen Frequenzbereich von 10 kHz (Kilohertz) bis mindestens 3 GHz
(Gigahertz). Damit können Sie sowohl Rundfunksender als auch Mobilfunkantennen oder Funktelefone erfassen. Gute Geräte verfügen über
einen eingebauten Lautsprecher, der die Signale hörbar macht und sie
damit zuordnen lässt.

Mit einem solchen Messgerät können Sie durch die ganze Wohnung
gehen, um die weniger stark belasteten Plätze zu finden. Wenn Sie den
Lautsprecher einschalten, werden Sie das erste Mal vermutlich an der
Menge der herumschwirrenden Signale erschrecken. Besonders in Städ-
ten lässt sich eine erstaunliche Signalfülle ausmachen.

Prüfen Sie bei Ihrem Bett mit einem solchen Messgerät, ob der Wert
in Bezug auf die gesamte Situation der Wohnung eher hoch oder niedrig
ist. Nachts sollte der Körper möglichst geringen Belastungen ausgesetzt
sein. Kontrollieren Sie deshalb, ob sich die Situation durch ein Verschie-
ben des Bettes verbessern lässt.

Natürlich können Sie mit diesem Gerät auch herausfinden, ob Ihr
Funktelefon zum DECT-Standard gehört. Sie erkennen das durch ein pau-
senloses Pulsieren, das in der Nähe des Apparats extrem laut zu verneh-

men ist, das aber augenblicklich aufhört, sobald Sie den Trafo ausstecken. Danach können Sie auch die DECT-Telefone Ihrer Nachbarn lokalisieren und erkennen, ob sich in der Nähe Mobilfunkantennen befinden.

Mit einem solchen Messgerät können Sie auch die Sendeleistungen der verschiedenen Mobilfunktelefone in Ihrem Freundeskreis vergleichen. Achten Sie hierbei aber darauf, dass Sie alle Geräte über denselben Anbieter und vom selben Ort aus vergleichen. Bei schlechterem Empfang passen Handys ihre Leistungsabgabe nämlich automatisch an.

Vergleichen Sie die gemessenen Werte mit den baubiologischen Richtwerten auf Seite 146.

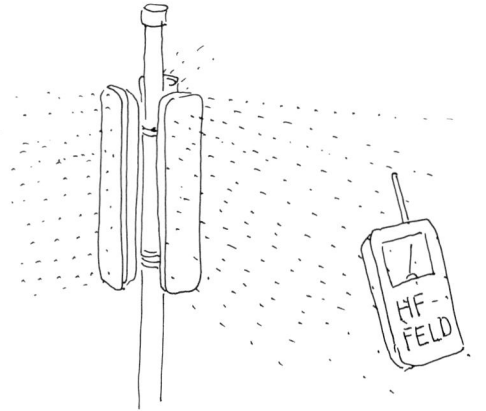

Mit einem Messgerät für Hochfrequenz können Sie erkennen, wie stark Ihre Wohnung belastet ist. In den verschiedenen Räumen können Sie sich diejenigen Ecken aussuchen, die den niedrigsten Wert aufweisen. Da Mikrowellen mehrfach reflektiert werden, kann der Wert bereits im selben Raum stark variieren. Wenn das Gerät einen Lautsprecher hat, spüren Sie damit auch die DECT-Telefone Ihrer Nachbarn auf.

Testgeräte für Hochfrequenz lassen sich in verschiedenen Preislagen finden. Zum Erfassen der Spitzenwerte von gepulster Hochfrequenz (Mobilfunk, DECT, WLAN usw.) eignen sich allerdings nur wenige (z.B. die Hochfrequenz-Analyser von Gigahertz-Solutions, Seite 171).

Glossar

Abgeschirmtes Kabel Kabel mit einer geerdeten Ummantelung zur Verhinderung elektrischer Felder. Besonders für Kinder- und Schlafzimmer empfehlenswert.

Abschirmung Technisch eingeleitete Maßnahme zur Reduzierung elektrischer oder elektromagnetischer Felder.

Ampère Einheit für die elektrische Stromstärke.

Analoge Sendetechnik Das Signal wird über modulierte Sinuswellen gesendet. Diese Technik ist für den Organismus viel besser verträglich als digitale Signale.

ANSI American National Standardization Institute. Das amerikanische Institut für technische Standards.

Athermisch Auswirkungen des Elektrosmogs, die auch ohne Erwärmung der Zellen auftreten. Für die Festlegung der Grenzwerte wurden sie bisher nicht berücksichtigt.

Babyphon Nur Geräte verwenden, die den Sender erst einschalten, wenn ein Geräusch vorhanden ist. Mindestens 2 m Abstand zum Bett einhalten.

Basisstation Sende- und Empfangsstation, über die alle Verbindungen laufen. Beim Mobilfunk und beim DECT-Telefon senden sie ununterbrochen.

Bildschirm Flachbildschirme erzeugen weit weniger Elektrosmog als Röhrenbildschirme. Die Belastung kann bei Röhrenbildschirmen mit einer geerdeten Filterscheibe reduziert werden.

Biologisches Fenster Alle lebenden Systeme werden durch verschiedenste Frequenzen der Natur reguliert und stimuliert. Welche Frequenzen hierbei maßgebend sind, ist noch nicht bis ins letzte Detail erforscht. Wenn technische Anlagen (zum Beispiel Mobilfunk) dieselben Frequenzen nutzen wie die Natur, sind Störungen langfristig vorprogrammiert.

Bluetooth Die drahtlose Verbindung von Geräten erspart zwar den Kabelsalat, ist aber nicht unbedenklich: Obwohl das Funksignal schwächer ist als bei WLAN oder DECT, ist es ebenso gepulst und damit biologisch wirksam. Für Elektrosensible ist Bluetooth kaum geeignet.

Computer Der Computer erzeugt während des Betriebs mit unterschiedlichen Frequenzen Elektrosmog. In der Regel wird der größte Anteil vom Bildschirm erzeugt.

CT1+ Cordless Telecommunication 1. Standard für Funktelefone mit analoger Sendetechnik. Sie senden nur beim Telefonieren.

CT2 Cordless Telecommunication 2. Standard für Funktelefone mit digitaler, gepulster Sendetechnik. Sie senden nur beim Telefonieren.

Dachständerleitung Die Stromzuleitung durch die Luft und über das Dach erzeugt starke elektrische Felder und je nach Stromverbrauch extreme magnetische Felder. In den Obergeschossen entsteht dadurch viel Elektrosmog.

DECT Digital Enhanced Cordless Telecommunication. Ein europäischer digitaler Funkstandard für drahtlose Telefone im Bereich von 1880 bis 1900 MHz (Reichweite bis 300 m).

Digitale Sendetechnik Das Signal wird hier erst in einen binären Code von nur zwei Zeichen umgewandelt (Null und Eins) und anschließend gesendet. Für biologische Systeme ist die digitale Sendetechnik viel schlechter verträglich als die analoge.

Dimmer Durch das Reduzieren des Lichts entsteht mehr Elektrosmog in Form von hochfrequenten Impulsen und magnetischen sowie elektrischen Feldern. In Kinder- und Schlafzimmern nicht empfehlenswert.

EEG Elektroencephalogramm. Messung der Hirnströme mit einem sehr sensiblen medizinischen Gerät. Handystrahlung erzeugt im EEG so spitze Ausschläge, wie bisher sonst nirgends beobachtet worden ist.

Elektrisches Bett Langfristig kein empfehlenswertes Bett. Bei den meisten Modellen lässt sich der Elektrosmog durch Herausziehen des Netzsteckers reduzieren.

Elektrische Zahnbürste Lädt rund um die Uhr, sobald der Stecker eingesteckt ist, obwohl 1 Stunde Ladezeit pro Woche in der Regel ausreicht.

Elektrisches Feld Das Kraftfeld, das zwischen zwei leitfähigen Materialien entsteht, wenn eine Spannung angelegt wird. Es ist bereits dann vorhanden, wenn die Sicherung eingeschaltet ist. Hochspannungsleitungen, Fernsehbildschirme, Sparlampen und Leuchtstoffröhren haben starke elektrische Felder.

Elektroherd Um den Elektrosmog zu reduzieren, kann man die hinteren Kochplatten bevorzugen.

Elektromagnetisches Feld Bei Frequenzen über 30 kHz (= Hochfrequenz) verschmelzen das elektrische und das magnetische Feld untrennbar zum elektromagnetischen Feld.

Elektrosensibilität Überempfindlichkeit gegenüber den Auswirkungen des Elektrosmogs – und zwar weit unterhalb der Grenzwerte. Vor 1990 galten kaum 2% der Bevölkerung als elektrosensibel. In den letzten Jahren ist der Prozentsatz ständig gestiegen.

Elektrosmog Als Stressfaktor empfundener »Störnebel«, der durch den Betrieb elektrotechnischer Anlagen entsteht. Umfasst das elektrische, magnetische und elektromagnetische Feld.

Elektrostatisches Feld Elektrische Aufladung, die sich in Räumen mit trockener Luft durch Reibung an Kunstmaterialien und durch elektrische Geräte aufbauen kann.

Energiesparlampen Lampe mit einem Glasrohr, in dem ein Edelgas durch Hochspannung zum Glühen gebracht wird. Energiesparlampen sind zwar wirtschaftlicher als Glühbirnen, eignen sich aber wegen der elektrischen und magnetischen Felder nicht im Nahbereich von Menschen. Für Kinder-, Schlaf- und Esszimmer sowie auf Arbeitstischen sind sie nicht geeignet.

Erdstrahlen Sie können mit Elektrosmog in Resonanz treten und zusammen – vor allem am Bettplatz – zu einer gefährlichen Langzeitbelastung werden.

Erdung Die Erdung hilft elektrische Felder abzubauen und entlastet damit den Körper. Die Erdleitung sollte immer getrennt vom Nullleiter sein und im ganzen Haus über nur eine Stelle abgeleitet werden, um Potentialunterschiede zu verhindern.

Faradaykäfig Eine vollständige Umhüllung eines Raumes oder Hauses mit Metallplatten oder engmaschigem Drahtgitter, das geerdet ist. Von außen können keine elektrischen und elektromagnetischen Felder in den Käfig eindringen. Weil auch Frequenzen der Natur abgeschirmt werden, ist es beim Menschen keine taugliche Sanierungsmaßnahme.

Federkernmatratze Die Ferderkerne können magnetische Felder aufbauen und als Antenne für Hochfrequenz wirken. Die Federkernmatratze ist bei der heutigen elektrotechnischen Belastung nicht mehr geeignet.

Fehlerstromschutzschalter Siehe FI-Schalter.

Fernsehgerät Erzeugt in der Nähe relativ viel Elektrosmog: elektrische und magnetische Felder, elektrostatische Aufladung, hochfrequente Strahlung und wenig ionisierende Strahlung. Empfohlener Abstand: 6-mal die Diagonale des Bildschirms. Für das Schlafzimmer nicht empfehlenswert.

FI-Schalter Schutzschalter, der die Strommenge von Hin- und Rückleitung vergleicht. Geht auch nur ein geringer Anteil verloren, unterbricht der FI-Schalter augenblicklich den Strom und schützt dadurch vor Stromschlag.

Flachbildschirm Elektrobiologisch viel verträglicher als der Röhren-bildschirm.

Frequenz Alles schwingt mit seiner eigenen Frequenz. Wenn zwei Dinge die gleiche Frequenz haben (oder eine Oktave davon), treten sie in Resonanz zueinander und können kommunizieren. Wenn Sender dieselbe Frequenz wie Körperteile haben, treten die Zellen in Resonanz mit dem Funksignal.

Funktelefon Man unterscheidet zwischen verschiedenen Systemen: CT 1 und CT 1+ sind analog und viel besser verträglich. CT2 und DECT sind digital gepulst und unverhältnismäßig gefährlicher. Der DECT-Standard sendet dabei sogar 24 Stunden pro Tag – wie eine Mobilfunkantenne.

Funkwecker Sie sind reine Empfänger eines Signals, über welches sie sich ständig justieren. Mit 50 cm Abstand auf dem Nachttisch gelten sie als bedenkenlos.

Fußbodenheizung Elektrische Fußbodenheizungen können relativ große Felder erzeugen und sollten nachts im Schlafzimmer ausgestellt werden.

Gepulst Sendetechnik, mit der digital umgewandelte Datenpakete pulsartig mit dazwischen größeren Pausen gesendet werden. Das erlaubt zum Beispiel beim Mobilfunk, über dieselbe Frequenz bis zu 8 Teilnehmer gleichzeitig bedienen zu können.

Gleichstrom Ein elektrischer Strom, der immer in dieselbe Richtung fließt. Biologische Systeme arbeiten mit Gleichstrom, nutzen aber zum Teil auch die Technik kurzer Impulse.

Glühbirne Vom elektrobiologischen Standpunkt aus gesehen das bedenkenloseste Glühmittel. Verbraucht zwar mehr Strom als die Sparlampe und die Leuchtstoffröhre, produziert aber auch viel weniger Elektrosmog. Ist deshalb überall dort geeignet, wo die Lampe in der Nähe des Menschen ist.

Grenzwert Aus Erfahrung und kurzfristigen Versuchen festgelegte Werte, die sowohl der Industrie wie auch der Volksgesundheit entgegenkommen müssen. Bisher wurden nur thermische Effekte mit in Betrachtung gezogen.

GPS Global Positioning System. Alle Navigationsgeräte empfangen lediglich die Signale der Satelliten und sind deswegen elektrobiologisch unbedenklich.

GSM Global System for Mobile Communications, europäischer digitaler Mobilfunkstandard. In Europa werden die Frequenzbänder 900 und 1800 MHz verwendet, in Amerika das 1900-MHz-Band.

HAARP Highfrequency Active Auroral Research Project. Ein Projekt des US-Militärs, das durch Erhitzung der Ionosphäre sowohl das Wetter als auch das menschliche Bewusstsein beeinflussen kann.

Halogenleuchten Seilsysteme erzeugen erhebliche magnetische Felder und sind nicht empfehlenswert. Besser sind eingebaute Lämpchen mit verdrillter Zuleitung oder Schienensysteme. Auf UV-Filter und genügend Abstand zum Trafo achten.

Handy Handys strahlen bereits, wenn sie eingestellt sind. Bei schlechtem Empfang drehen sie die Sendeleistung hoch und verursachen stärkere Felder. Der digital gepulste Sendemodus gilt als biologisch sehr fragwürdig. Headsets und kurze Gesprächsdauer reduzieren das Risiko.

Heizdecke Verursachen starke Felder und sollten nur zum Vorwärmen des Bettes benutzt werden. Weil sie auch im ausgesteckten Zustand als Antenne für Hochfrequenz wirken können, sollten sie vor dem Schlafengehen aus dem Bett entfernt werden.

Hertz (Hz) Einheit für die Frequenz einer Schwingung. Der Haushaltsstrom hat 50 Hz, das heißt, er fließt in der Sekunde 50-mal hin und zurück. Bahnstrom hat 16,67 Hz.

HiFi-Anlage Die meisten Geräte lassen den integrierten Trafo laufen, sobald die Zuleitung eingesteckt ist. Mit einer geschalteten Steckleiste kann man hier Strom sparen und Elektrosmog vermeiden.

Hochfrequenz Frequenzen zwischen 30 kHz (= 30 000 Hz) und 300 GHz (300 000 000 000 Hz) gelten als Hochfrequenz.

Hochfrequenzfilter Elektronischer Filter, der den Haushaltsstrom von hochfrequenten Impulsen und Signalen säubert.

Hochspannungsleitung In der Nähe von Hochspannungsleitungen entstehen starke elektrische und magnetische Felder, die eine Gefährdung für die Gesundheit darstellen. Zuleitungen in der Erde weisen dagegen nur einen Bruchteil dieser Werte auf.

ICNIRP International Commission on Non-Ionizing Radiation Protection. Von der Elektroindustrie gesponsortes Gremium, das in Europa die Grenzwerte festlegt.

Induktionsherd Der Induktionsherd lässt in Eisenatomen die Elektronen tanzen. Wie sich das langfristig auf das Blut und das Gehirn auswirkt, ist weitgehend unbekannt.

Ionisierende Strahlung Sie vermag Zellveränderungen auszulösen und kann zu Schäden im Erbgut führen. Ionisierende Strahlung entsteht zum Beispiel beim Röntgen, in geringerem Maß jedoch auch bei Röhrenbildschirmen, Leuchtstoffröhren und Sparlampen. Abstand ist hier das erste Gebot.

IRPA Internationale Strahlenschutzgesellschaft (arbeitet mit WHO zusammen).

Kapazitive Ankoppelung Die Spannung, die der Körper vom elektrischen Feld der Umgebung aufnimmt. Je mehr eingesteckte Kabel um den Körper liegen, desto höher steigt die Spannung an.

Kontrollleuchte Ein kleines Lämpchen, das anzeigt, ob eine Leitung unter Spannung steht oder nicht. Bei Steckleisten zeigt es die eingeschaltete Position an, bei einem Netzfreischalter, ob alle Geräte ausgestellt sind.

Kurzzeitexposition Der Mensch kann im Normalfall für kurze Zeit relativ hohe Felder verarbeiten. Leider werden die Grenzwerte, die auch für Langzeitexposition gelten, heute immer noch aus Beobachtungen bei Kurzzeitexposition festgelegt.

Ladegerät Ladegeräte sollten nur eingesteckt werden, wenn damit auch tatsächlich ein Akku geladen wird. Viele Ladegeräte ziehen volle Leistung, sobald sie eingesteckt sind.

Langzeitexposition Auf die andauernde Einwirkung von Elektrosmog reagiert der Körper vielfach sensibel: Wichtige physiologische Gleichgewichte werden verschoben und bestimmte Mineralstoffe vermehrt abgebaut. Häufig kommt es aber erst durch Spätfolgen zu einem Zerfall.

Lautsprecherboxen Keine drahtlosen Systeme verwenden. Je größer die Boxen, desto mehr Abstand sollten sie zum Bett haben. Die zum Teil starken Magnete verzerren das Erdmagnetfeld in der näheren Umgebung.

Leistungsdichte Feldstärke hochfrequenter Felder.

Leuchtstoffröhren Lampe mit einem Glasrohr, in dem ein Edelgas (Neon) durch Hochspannung zum Glühen gebracht wird. Sie sind zwar wirtschaftlicher als Glühbirnen, eignen sich aber wegen der elektrischen und magnetischen Felder nicht im Nahbereich von Menschen. Für Kinder-, Schlaf- und Esszimmer sowie auf Arbeitstischen sind sie nicht geeignet.

Longitudinalwelle Schwingung in der Ausbreitungsrichtung, die mit Objekten gleicher Größenordnung in optimale Resonanz treten kann. Gilt als die wichtigste Informationsübertragung in natürlichen Systemen. Sie entstehen auch bei Sendeantennen und lassen sich nicht abschirmen.

Magnetisches Feld Kraftfeld, das nur entsteht, wenn Strom durch eine Leitung fließt. Besonders stark bei Hochspannungsleitungen, Transformatoren, Netzteilen und weit auseinander liegender Hin- und Rückleitung (zum Beispiel Halogenseilsysteme).

Magnetostatisches Feld Lokales Feld des Erdmagnetismus, das durch umliegende magnetische Teile (zum Beispiel Lautsprecher) in Stärke und Richtung verzerrt werden kann.

Messgeräte Elektronische Messgeräte können immer nur einen Teilbereich des Elektrosmogs erfassen. Es gibt deshalb viele unterschiedliche Messgeräte.

Mikrowellen Wellen mit hoher Frequenz und sehr kurzer Wellenlänge. Dadurch treten sie vermehrt mit biologischen Systemen gleicher Größenordnung in Resonanz und sind zum Beispiel am Baumsterben mit verantwortlich. Sowohl der Mikrowellenherd als auch das Handy und das Funktelefon senden mit Mikrowellen.

Mikrowellenherd Setzt das Kochgut bis in die kleinsten Zellen so stark in Vibration, dass durch extreme Reibung Wärme entsteht. Die auf diese Weise zubereitete Nahrung ist erwiesenermaßen gesundheitsgefährdend. Ebenso die aus dem Gerät austretende Strahlung. Wegen irreversibler Augentrübung nie bei Betrieb hineinschauen!

Mobilfunksender Zum Teil gut kaschierte Antenne, über welche die umliegenden Handys in Kontakt treten können. Sie strahlen ununterbrochen einen Organisationston aus. Je nach laufender Gespräche erhöht sich der davon ausgehende Elektrosmog durch digital gepulste Signale.

MPR Heute: SWEDAC (Staatl. Amt für techn. Akkreditierung in Schweden).

MU-Metall Teure Speziallegierungen, mit denen starke magnetische Wechselfelder abgeschirmt werden können. Ursprünglich für die Raumfahrt entwickelt, werden sie heute zum Beispiel auch dafür eingesetzt, den Lokführer vom Elektrosmog der Motoren zu schützen.

Nachtspeicherofen Die elektrobiologisch ungünstigste Art des Heizens: Wenn der Körper nachts am meisten Ruhe brauchen würde, fließen starke Ströme, die erheblichen Elektrosmog erzeugen. In Schlafzimmern nach Möglichkeit nachts ausstellen.

Neonlicht Siehe Leuchtstoffröhre.

Netzfreischalter Gerät in der Größe eines Sicherungsautomaten, das eine Zuleitung vom Netz trennt, sobald kein Strom mehr benutzt wird. Vor allem für die Zuleitung der Schlafzimmer geeignet.

Netzteil Bei den meisten elektronischen Geräten wird der Haushaltsstrom über ein Netzteil in Niedervoltgleichstrom transformiert. Der dazu nötige Trafo ist meistens ununterbrochen in Betrieb, sobald das Kabel eingesteckt ist, und erzeugt ein magnetisches Feld.

Nicht ionisierende Strahlung Strahlung, die im Gegensatz zur ionisierenden keine Veränderung von Zellen und Erbgut bewirken sollte. Funkwellen sowie das sichtbare und das UV-Licht gehören zu der nicht ionisierenden Strahlung – obwohl UV-Strahlung erwiesenermaßen zu Hautkrebs führen kann.

Niederfrequenz Frequenzen unterhalb 30 kHz (= 30 000 Hz).

NISV Die schweizerische Verordnung über den Schutz vor Nicht Ionisierender Strahlung.

Nullleiter Rückleitung des Wechselstroms. Solange kein Strom fliesst, liegt auf dem Nullleiter keine Spannung an.

Phase Die unter Spannung stehende Leitung des Haushaltsstroms. Einpolige Geräteschalter sollten immer die Phase unterbrechen.

Powerline Projekt, das Internet, Telefon und andere Datenübermittlungen auf die Stromleitung führen will. Nach ersten Testphasen ist das System zur Zeit noch nicht weiträumig tauglich. Powerline ist elektrobiologisch äusserst fragwürdig.

Radar Beweglicher Sender, der ein hochfrequentes Signal ausstrahlt und die zurückgeworfenen Reflexionen analysiert. Damit werden zum Beispiel Flugzeuge in der Luft geortet. Die Belastung des Radars ist vor allem bei Militär und Luftfahrt erheblich hoch.

Radiowecker Radiowecker mit Stromanschluss führen neben dem Bett langfristig zu einem stark erhöhten Gesundheitsrisiko. Ein mit Batterie betriebener Radiowecker, der mindestens 50 cm Abstand zum Kopf einhält, ist in der Regel unbedenklich.

Richtfunkantenne Eine Punkt-zu-Punkt-Verbindung, über welche zum Beispiel Mobilfunkantennen gegenseitig Daten austauschen. Da sie immer mit einem nicht zu vermeidenden Öffnungswinkel senden, bestrahlen sie ein größeres Gebiet um die Antenne herum. Zum Teil senden sie im Gigahertzbereich mit kleinen Wellenlängen, die im Körper auf große Resonanz stoßen.

Röhrenbildschirm Röhrenbildschirme verursachen vor allem bei Fernsehgeräten erheblichen Elektrosmog. Bei Computerbildschirmen werden heute mit aufgedampften Filtern zumindest die elektrischen Felder stark reduziert. Wegen dem geringen Anteil an ionisierender Strahlung im Röntgenbereich sollte beim PC-Bildschirm der Abstand zum Kopf über 80 cm betragen. Wenn die Augen gereizt werden, kann zusätzlich eine geerdete Filterscheibe Verbesserung bringen.

Rundfunkantenne Auf Rundfunkantennen befinden sich heute eine Vielzahl einzelner Antennen mit unterschiedlichster Funktion und Frequenz. Detaillierte Messungen geben näheren Aufschluss über das Maß der Gefährdung.

SAR Abkürzung für die Spezifische Absorptionsrate in W/kg Gewebemasse. Sie gibt Aufschluss darüber, wie viel Strahlungsenergie vom Handy oder vom Funktelefon durch den Körper aufgenommen wird.

Schienensystem Siehe Halogenleuchten.

Schumannfrequenz Eigenresonanz der Erdatmosphäre zwischen Erd-oberfläche und Ionosphäre. Sie beträgt etwa 7,8 Hz und entspricht einer wichtigen Gehirnfrequenz. Benannt nach dem Entdecker Prof. Dr. W. O. Schumann.

Seilsystem Siehe Halogenleuchten.

Skalarwellen Siehe Longitudinalwellen.

Spannung Ladeunterschied zwischen zwei Polen. Beim Haushalts-strom beträgt dieser Ladungsunterschied zwischen Phase und Nullleiter 220 V, bei einer Walkmanbatterie zwischen Plus- und Minuspol nur 1,5 V.

Sparlampe Siehe Energiesparlampe.

Spherics Biologische Steuerfrequenzen der Erdatmosphäre, die alles irdische Leben beeinflussen. Sie liegen zwischen 0 und etwa 15 000 Hz.

SSI Swedish Radiation Protection Authority. In Schweden wird das Pro-blem des Elektrosmogs viel ernster genommen als in vielen andern Staa-ten.

Stand-by Ein Gerät, das nur mit der Fernbedienung ausgestellt wird, bleibt im Stand-by und erzeugt so Elektrosmog und belastet die Strom-rechnung. Bei den meisten Fernsehermodellen unterbricht erst der Hauptschalter den Stromverbrauch. Bei HiFi-Anlagen stellt der Haupt-schalter meist nur die Elektronik aus und lässt den Trafo weiter arbeiten.

Strom Siehe Gleichstrom und Wechselstrom.

TCO Tjänstemännens Central-Organisation, schwedische Angestellten-vereinigung, die Empfehlungen zu Ergonomie, Energieverbrauch, Emis-sionen und Ökologie von Monitoren, Computern und Komponenten herausgibt. TCO-Normen gelten heute als verlässliche Forderungen zur Reduktion der Elektrosmoggefährdung.

Thermisch Auswirkungen des Elektrosmogs, die durch eine Erwärmung der Zellen auftreten. Für die Festlegung der Grenzwerte wurden bisher nur die thermischen Effekte berücksichtigt. So darf ein Handy zum Bei-spiel die Zellen im Gehirn nicht mehr als 1° erwärmen.

Trafo Umwandler, mit dem eine vorhandene Spannung entweder redu-ziert (zum Beispiel bei Musikanlagen) oder erhöht (zum Beispiel bei Leuchtstoffröhren) wird. Viele elektronische Geräte haben integrierte Trafos, die bei eingestecktem Kabel ununterbrochen in Betrieb sind.

Transversalwelle 90° zur Ausbreitungsrichtung schwingende Welle. Sie wird auch Hertz'sche Welle genannt und lässt sich im Gegensatz zur Longitudinalwelle messtechnisch genau erfassen.

UMTS Universal Mobile Telecommunications Systems. Weltweiter Mobilfunkstandard mit hoher Übertragungsrate. Damit lassen sich auch Grafiken und Bilder relativ rasch übermitteln. UMTS verwendet Fre-

quenzbänder von 1,9 GHz bis 3 GHz und hat sowohl gepulste wie ungepulste Signale. In Laborversuchen ist UMTS gegenüber dem älteren
Mobilfunkstandard GSM als wesentlich bedenklicher eingestuft worden.

UV-Strahlung Gewisse Anteile der UV-Strahlung schädigen das Auge
und können beim Sonnenlicht zu Hautkrebs führen. Bei Halogenlampen
sollten die Glühmittel mit einem UV-Filter versehen sein.

Volt (V) Einheit für die elektrische Spannung.

Wasserbett Die Heizung verursacht Elektrosmog und sollte nachts
durch Herausziehen des Steckers vom Netz getrennt werden. Über Was-
seradern kann ein Wasserbett in verstärkte Resonanz mit Erdstörungen
treten.

Wechselstrom Ein elektrischer Strom, der in einer bestimmten Frequenz ununterbrochen die Richtung ändert. Beim Haushaltsstrom beträgt die Frequenz 50 Hz, beim Bahnstrom 16,67 Hz. Für den Körper, der
sich unter anderem auf die 8-Hz-Schwingung der Erde einstellt, ist der
technisch erzeugte Wechselstrom ein Stressfaktor.

Wellenlänge Mit zunehmender Frequenz nimmt gleichzeitig die Wellenlänge ab. Während ein Langwellensender mit Wellenlängen im Kilometerbereich sendet, beträgt bei einem DECT-Telefon die Wellenlänge nur
noch etwa 16 cm und tritt dadurch viel schneller in Resonanz mit Körperstrukturen.

WHO World Health Organisation; die 1948 gegründete Sonderorganisa-
tion der UN befasst sich auf internationaler Ebene mit Gesundheitsfra-
gen. Bisher werden ihre Entscheidungen stark von der Industrie geprägt.

WLAN Wireless Local Aera Network. Drahtloser Datenaustausch zwischen Computern und Modems. WLAN ist mit Mobilfunk vergleichbar:
Die Basisstation sendet ununterbrochen mit einer 10-Hertz-Pulsung, die
im Gehirn Stressimpulse auslösen kann. Weil auch WLAN-Heimgeräte
ununterbrochen senden, sobald sie mit Strom versorgt werden, sollten
sie nach der Benutzung immer vom Netz getrennt werden.

WLL Abkürzung für Wireless Lokal Loop, dem drahtlosen Teilnehmeran-
schluss, bei dem jeder Abonnent über eine Richtfunkantenne mit der
Basisstation in Verbindung steht. Trotz geringerer Sendeleistung als beim
Mobilfunk gilt das System wegen seiner Wellenlänge von ca. 1 cm als großes Risiko für Nerven und Gesundheit. Die größte Gefahr liegt in der Nähe
der Basisstationen, wo alle Strahlung mehr oder weniger gebündelt auf-
trifft.

Literatur

Braun-von-Gladiss, Karl-Heinz, Dr. med.: Biologische Effekte funk-technischer Anlagen, Verlag Bruno Martin 1992.

Freyer, Ulrich: Elektrosmog erkennen und beseitigen, Franzis'-Verlag 1998.

Hellemann, Silvio: Ständig unter Strom – Handbuch für Elektrosensible, Verlag intern(a)ktuell 2002.

Hübner, Edwin: Mobilfunk – die riskante Kommunikation, Anthrosana 2001.

von Klitzing, Lebrecht, Dr.: Das biologische System im elektromagne-tischen Feld, Med. Universität Lübeck 1988.

Kobbe, Hanspeter: So schützen Sie sich vor Elektrosmog, Bauer Verlag 1998.

König, Holger/Erlacher, Peter: Baubiologische Elektroinstallationen, Faktum-Verlag.

Maes, Wolfgang: Stress durch Strom und Strahlung, Schriftenreihe Gesundes Wohnen, Inst. für Baubiologie + Oekologie 1995.

Newerla, Barbara und Peter: Strahlung und Elektrosmog, Verlag Neue Erde 2003.

Rose, Wolf-Dietrich: Elektro-Stress, Kösel Verlag 1987.

Sievers, Knut: Elektrosmog – die unsichtbare Gefahr, Verlag Langen Müller 1997.

Ulmer, G. A.: Krank durch Wellen- und Elektrosmog?, Verlag Günther Albert Ulmer 1994.

Wohlfeil, Gottfried Joachim: Gesund wohnen – gesund schlafen, Verlag Dr. Werner Jopp 1995.

Über den Autor

Dominik F. Rollé ist ganzheitlicher Feng-Shui-Experte mit eigener Beratungspraxis. In seiner Arbeit wird er regelmäßig mit der Problematik des Elektrosmogs konfrontiert. Seine Erfahrungen im messtechnischen Erfassen von Elektrosmogquellen und deren sinnvolle Sanierung bilden die Grundlage dieses Buches. 2001 ist von ihm die zweite Version des westlichen Geomantie-Kompasses »Lo Pan« erschienen. Er ist Autor des alljährlich erscheinenden Terminkalenders »Sternstunden« und hat mit dem »Simpl-I-Ging« eine moderne Form des chinesischen Weisheitsbuchs I Ging entwickelt. Als Berater, Referent und Kursleiter befasst er sich seit 1994 mit unterstützender Lebensraumgestaltung, in welcher europäische und asiatische Denkweise ergänzend zusammen fließen. In Luzern leitet er eine Ausbildung zum ganzheitlichen Feng-Shui-Berater. Das aktuelle Kursprogramm erhalten Sie unter:

LEBENSRAUM
Dominik F. Rollé
Salzfasshöhe 9
CH-6006 Luzern
E-Mail: lebensraum@bluewin.ch
www.lebensraum-fengshui.ch

Adressen

Adressen zum Thema Elektrosmog

Bürgerwelle Deutschland
Lindenweg 10
D-95643 Tirschenreuth
Tel.: +49-(0)9631-79 57 36
Fax: +49-(0)9631-79 57 34
E-Mail: info@buergerwelle.de

Selbsthilfeverein für Elektro-
sensible e. V.
Gesundheitsamt München
Dachauerstraße 30
D-80335 München
Tel.: +49-(0)89-23 33 75 01

Berufsverband Deutscher Bau-
biologen e. V.
Oberwiesenthaler Straße 18
D-91207 Lauf
Tel.: +49-(0)9123-98 40 12
Fax: +49-(0)9123-98 40 13
E-Mail:
netzwerk@baubiologie.net

Bundesumweltministerium
für Umwelt
D-11055 Berlin
Tel.: +49-(0)1888-305-0
Fax: +49-(0)1888-305 20 44

IGEF – Internationale Gesellschaft
für Elektrosmog-Forschung
Wulf-Dieter Rose
Seebach 137
A-6370 Kitzbühel/Tirol
Tel.: +43-(0)5356-643 54
Fax: +43-(0)5356-643 54-4
E-Mail: info@elektrosmog.com

IBO – Österreichisches Institut für
Baubiologie und -ökologie
Alserbachstraße 5/8
A-1090 Wien
Tel.: +43-(0)1-319 20 05-0
Fax: +43-(0)1-319 20 05-50
E-Mail: ibo@ibo.at

Bürgerwelle Schweiz
Dipl.-Ing. ETH Peter Schlegel
Güeterstalstr. 19
CH-8133 Esslingen
Tel.: +41-(0)44-984 00 39
Fax: +41-(0)44-984 19 36

IBES Institut für biologische
Elektrotechnik Schweiz
Steinacherstraße 4
CH-8308 Illnau
Tel.: +41-(0)848-87 87 80
Fax: +41-(0)52-355 25 10
info@ibes.ch

Internetadressen

www.buergerwelle.de	Dachverband der Bürger und Initiativen zum Schutz vor Elektrosmog
www.buergerwelle.ch	Bürgerwelle Schweiz – Dachverband der Bürger und Initiativen zum Schutz vor Elektrosmog
www.elektrosmog.com	Internationale Gesellschaft für Elektrosmog-Forschung – IGEF
www.ibes.ch	IBES – Institut für biologische Elektrotechnik Schweiz
www.gigaherz.ch	Interessengemeinschaft Elektrosmog-Betroffener
www.esmog-augsburg.de	Bürgerinitiative zum Schutz des Menschen
www.elektrosmognews.de	Interdisziplinäre Gesellschaft für Umweltmedizin e. V. Der von Ärzten ins Leben gerufene »Freiburger Appell«
www.funkenflug1998.de	Initiativgruppe zur Aufklärung und zum Schutz vor den Gesundheitsrisiken des digitalen Mobilfunks
www.baubiologie.net	Berufsverband Deutscher Baubiologen
www.baubio.ch	Schweizerische Interessengemeinschaft für Baubiologie und Bauökologie SIB
www.ibo.at	IBO – Österreichisches Institut für Baubiologie und -ökologie
www.strahlentelex.de	Unabhängiger Informationsdienst zu Radioaktivität, Strahlung und Gesundheit
www.nova-institut.de	Elektrosmog-Report, herausgegeben vom Nova-Institut
www.gladiss.de	Seite von Dr. med. Karl-Heinz Braun von Gladiss mit wissenschaftlichen Berichten
www.bakom.ch	BAKOM – Bundesamt für Kommunikation, Standort und Sendeleistung von Antennen
www.buwal.ch	BUWAL – Bundesamt für Umwelt, Wald und Landschaft
www.bag.admin.ch	BAG – Bundesamt für Gesundheit Schweiz
www.swisshotspots.ch	Standorte der öffentlichen WLAN-Anlagen
www.bmu.de	Bundesumweltministerium für Umwelt
www.bfs.de	BfS – Bundesamt für Strahlenschutz

www.ssk.de	SSK – Strahlenschutzkommission
www.handywerte.de	Strahlenwerte der meisten Handys
www.senderliste.de	Antennenstandorte mit Richtstrahlver- bindungen
www.topten.ch	Die Handys mit den besten SAR-Werten
www.noisepower.de	Bezugsquelle für drahtlose Telefone im Standard CT1+

Schutzgeräte gegen Elektrosmog

RayGuard / SleepGuard	A	Gesundheitsprodukte Günter Gasser Lettenstraße 21 A-6973 Höchst Tel.: +43-(0)5578-768 23 Fax: +43-(0)5578-730 44 E-Mail: info@gasser.at www.gasser.at
RayGuard / SleepGuard	CH	Holistic-Forum Peter Lobsiger Hubelmatte 19 CH-6208 Oberkirch LU Tel.: +41-(0)41-937 19 37 Fax: +41-(0))41-937 19 34 E-Mail: info@holistic.ch www.holistic-forum.ch
RayGuard / SleepGuard	D	Gerd Mappes, Baubiologe Salinweg 15 D-83083 Riedering Tel.: +49-(0)8036-2932 Fax: +49-(0)8036-2871 E-Mail: G.Mappes@Mappes- web.de www.Mappes-web.de

Softmagnetfeldgeräte von Dr. W. Ludwig	D	AMS GmbH Tannenweg 9 D-97941 Tauberbischofsheim Tel.: +49-(0)9341-929 30-0 Fax: +49-(0)9341-929 30-99 E-Mail: info@ams-ag.de www.AMS-ag.de
Störfeldkompensator von Coufal	CH	Coufal Elektronik AG Hanspeter Coufal Hinterergeten 709 CH-9427 Wolfhalden Tel.: +41-(0)71-891 41 40 Fax: +41-(0)71-891 41 68 E-Mail: info@coufal-elektronik.ch www.coufal.ch
»Oggetto dell'equilibrio« Rautenpyramide mit Lichtwässern	CH	Intermedia Synergie GmbH Stabile Arca Via alle Pezze CH-6950 Tesserete Tel.: +41-(0)91-930 06 70 Fax: +41-(0)91-930 06 72 E-Mail: info@intermedia- synergie.com www.intermedia-synergie.com
Abschirmmaterialien, Netzfreischalter	D	Biologa GmbH Dorfstraße 42 D-79801 Hohentengen/Stetten Tel.: +49-(0)7742-91 91 10 Fax: +49-(0)7742-91 91 11 E-Mail: info@biologa.de www.biologa.de

Bezugsquellen einfacher Messgeräte

Kapazitive Ankoppelung
(Messung der Körperspannung):
VC-840 TRMS Digitalmultimeter
mit Handelektrode

Feldstärken-Messgerät für Niederfrequenz (E- und H-Feld):
ME 3030B, ME 3840B, ME 3851A

Hochfrequenz-Analyser für Mobilfunk, DECT, WLAN usw.:
HF35C, HF38B, HF58B, HFE59B

Gigahertz-Solutions GmbH
Mühlsteig 16
D-90579 Langenzenn
Tel.: +49-(0)9101-9093-0
Fax: +49-(0)9101-9093-23
E-Mail: info@gigahertz-
solutions.de
www.gigahertz-solutions.de

ESG Trade – Rolf Baumann
Weidenstraße 42
CH-8645 Jona
Tel.: +41-(0)76-579 96 07
Fax: +41-(0)55-534 54 52
esgt@dplanet.ch
www.esgt.ch

Stichwortverzeichnis